WORD SEARCH

```
R M K Q D H Z V R P A A W B C A B G D K R S S K
F V D W Q Q O O O I P M B H D U P P A L K U J P
D G S G Y D W R N I N C A N D E S C E N T F O R
A B V A D J L A E B R Y Y R H G M S T W A L L A
C M J A H Y H C N T I G H T Z N D O A I O L S Q
L D J W R L G I M T H W F C O W S G W H E T E E
S T G J G M A O I N O E L M Q M G M P Q P E O P
X N N O R K X U F W C E X P R J Y S L X Y S A S
E M H F O W J S E Y E K U L Y P R H Z A V T M J
V G I U M F F J A B A S I N M U F E A O N X A S
O O R C Z Z W F R H R M I N T E R E S T I N G I
M Q G Y M N Z C L Y O T O A I P D P Z Q S A S L
G M A W O G S X E B X C U Q U Q P U E B I C E
M X E R E P R E S E N T A T I V E K T C Y Q G N
T I O W Q L Z N S D Z O G S O M D N L U P E G T
C H J L I N V E N T W G I N D G E A L N H U Q J
S C T H I U F T M L S M G R E E N X Q U B M A P
B T J I S C O J M F X R H H F V T E A S X G Z L
O P U R T B O S T E S P I D E R S Q S E R N X I
B D N P I O A D B E W R I G G L E Z E D P A I M
E M E X N A H K A B R F Z Q T E A C H I N G H O
I P O F G L H V Z L S Q B D E S U D D E N R S V
Q E A V Y W P O B E S W V F M S U P R E M E V S
K Y T N K D T T X C O A C H Q M U P P F O D M W
```

TIGHT, GREEN, STINGY, INVENT, BASIN, INCANDESCENT, VORACIOUS, FEEBLE, REPRESENTATIVE, SILENT, WEEK, TEST, COACH, WALL, INTERESTING, SUDDEN, COWS, TEACHING, UNUSED, SPIDERS, SHEEP, SUPREME, WRIGGLE, FEARLESS

```
N  T  A  S  T  Y  R  J  K  Z  C  D  O  F  E  Q  F  E  U  T
D  U  L  R  I  G  H  T  F  U  L  D  I  U  G  G  E  J  M  B
R  E  V  A  N  E  S  C  E  N  T  A  N  B  U  U  A  L  J  U
A  Q  S  T  I  C  K  N  X  G  U  N  C  N  G  S  R  Y  R  N
B  O  D  R  V  F  N  C  Z  A  X  G  R  C  K  B  H  F  S  N
S  U  G  A  R  G  A  H  J  H  J  E  E  O  M  P  D  U  Q  A
R  Q  U  A  C  K  Z  A  Y  F  T  R  D  W  A  S  R  M  V  T
Z  Q  D  S  J  P  B  B  R  W  S  O  I  C  U  B  E  P  Y  U
A  G  A  C  T  I  V  I  T  Y  X  U  B  P  D  W  A  I  D  R
R  E  P  D  E  H  N  T  G  U  B  S  L  U  Z  U  M  U  N  A
N  N  P  A  F  Q  N  U  E  E  B  N  E  H  S  E  W  A  P  L
G  T  E  S  Y  K  P  A  Q  E  T  R  E  P  U  L  S  I  V  E
Z  L  R  H  P  I  K  L  G  A  R  R  A  N  G  E  K  Z  L  V
V  E  L  I  B  B  U  Z  R  R  G  E  B  D  M  W  B  M  C  F
F  J  E  N  V  N  T  I  E  Z  R  X  X  M  A  E  J  R  P  U
J  B  Q  G  J  Y  A  I  A  N  A  B  A  E  L  Q  C  E  K  N
D  E  B  O  N  A  I  R  S  S  D  M  C  V  E  E  R  M  K  W
P  V  M  K  W  E  I  P  E  A  E  F  W  B  P  W  J  A  E  V
M  B  B  T  M  U  A  R  Q  V  E  G  C  W  S  F  X  I  K  B
L  J  C  O  A  T  I  V  P  E  I  U  H  A  N  E  H  N  Q  Q
```

SAVE, COAT, DANGEROUS, REMAIN, ARRANGE, REPULSIVE, STICK, TASTY, GENTLE, DASHING, SUGAR, INCREDIBLE, GRADE, DAPPER, MALE, DREAM, DRAB, HABITUAL, RIGHTFUL, DEBONAIR, UNNATURAL, EVANESCENT, ACTIVITY, GREASE, QUACK

```
B G K Y K G S C R I B B L E X P X Q P
T B O I C A R R I A G E K C G Z Z P A
Y P G D I S A P P E A R C D L S E N T
E Q B M H O X M A D D E N I N G B J R
Q K O Q Z L E G M M M H T Y N N R D U
O X A S L A P I F T V C Q T V Z A L S
Y O T R E M Y Y F X I V T E E N Y L T
D H O C Y E X E R Z P P Z I O Q P K D
U Y P A Q J J W Q O C Y N M O A N Q F
U X G P R N M U W A N D E R I N G T H
U R S A I N C R E A S E C J C N R B I
G F A B N M H S T S M U E T I G T E M
I Q D L Z K U K P S Q N Y O D M Q O O
A S N E S U G R S K T W N U Q D N B D
I D E N T I F Y R L K I V G A Q R C E
A J R F W S P I C Y M E Q H W M Q W N
Z H Z E F B P U G D O L V R A Q C H V
L S W O R M P S W T K D Q F K S T Y S
D P Y T V R D E B V N Y S D E P A D W
```

TOUGH, USE, SLAP, TRUST, CARRIAGE, BOAT, HUG, MOAN, MADDENING,
WANDERING, WORM, INCREASE, ZEBRA, UNWIELDY, IDENTIFY, SPICY,
SCRIBBLE, TEENY, DISAPPEAR, CAPABLE, AWAKE, LAME

```
O D M Y H W P I J N Y Z V K H P D E M S Z K M
J I F U N C T I O N A L Y Q A M P V W N W J F
Z S A J P S Y C H O T I C V N W V N F C Z V I
D A I H Y L X Z J X Q D R L D A M E J S H L T
C R X N S X P A R T Y J F S S C R B S F U G P
R M F A M U S E D J W Q O J O E Q X V K H R V
H A D V E R T I S E M E N T M B T Y O S I H M
B T Q H P G Y V A L B B S Z E F E Q V W S R T
H G I A G I I E Y S O E A R N E O C X U T J L
U A H E P Z J N V D U H T B A X K H X W O Q E
N O R T H F O G V S N E Z Y P W Y L W W R X W
K C G Z B W I E F P D A D E Q J F S S L I T O
R O H A E Y N F A W A V O I A G F N T D C M M
N C S S G S K U C I R Y I D C A R E O D A D J
I M O U I W P L S S Y H L O H R U E V N L E B
F G P B N L U N H E A L T H Y V C Z E B L S U
C J Q D N Y S U R R O U N D A E A E M F V I D
C F E U E W D Z P X U U Z N O S N C U D V R W
L O Q E R W M N L A G U K S C C V C A R T E K
G E J D W O M S A Q S E J W V W A Q Z Q O R A
I R R I T A T E I C P W Y W J S T V S F V M
A G R U J P V Z N E L B B D V F X S Z O R H W
E D B P P D R F R I G H T E N M Y G A B G I E
```

FUNCTIONAL, STOVE, PSYCHOTIC, FRIGHTEN, SURROUND, NORTH, CANVAS, HISTORICAL, AMUSED, HANDSOME, WISE, SNEEZE, ADVERTISEMENT, BOUNDARY, IRRITATE, HEAVY, SUBDUED, DESIRE, BEGINNER, UNHEALTHY, CART, FIT, PLAIN, VENGEFUL, JOIN, PARTY, DISARM

```
A  Y  O  E  S  Z  S  P  A  C  I  B  E  T  S  X  T  I  R  P
N  I  K  Z  P  S  I  S  P  O  B  O  K  B  K  K  J  D  N  U
W  O  D  W  K  C  B  H  C  N  J  T  E  P  V  N  O  U  T  D
R  H  D  S  N  W  F  R  R  D  E  T  Y  I  I  J  S  B  C  H
E  T  C  P  F  Z  R  W  A  I  D  L  H  G  O  N  V  V  M  I
S  N  D  O  X  M  U  P  Z  T  P  E  D  S  G  Q  H  W  B  N
T  V  X  O  I  Z  S  A  Y  I  U  T  T  E  R  M  O  S  T  T
L  G  H  K  B  X  T  F  L  O  O  D  A  Q  U  P  B  R  E  C
E  P  L  Y  E  X  I  S  T  N  A  W  Q  S  L  Q  D  L  P  H
H  X  O  P  A  N  C  U  H  P  L  D  U  A  T  W  Y  F  V  U
X  C  V  O  L  C  A  N  O  S  D  U  A  W  R  H  C  B  I  X
W  Z  U  C  L  A  S  S  Y  T  H  V  I  F  A  A  L  R  C  C
F  O  Q  K  A  L  F  A  C  T  U  A  L  L  Y  N  E  C  T  D
I  N  A  Z  P  B  S  F  O  C  U  J  W  Q  E  G  A  K  O  W
K  V  Y  V  T  L  M  M  E  S  S  Y  M  H  F  I  R  S  R  E
C  F  S  T  A  L  E  R  V  T  Q  S  M  N  J  N  I  E  I  T
F  U  Z  Z  Y  V  Y  I  B  I  Q  Z  E  P  A  G  W  G  O  W
Z  C  Z  A  S  E  N  S  E  E  Q  V  P  O  P  X  S  C  U  L
X  -  R  A  Y  L  P  I  W  O  N  X  F  S  B  K  K  L  S  B
N  R  N  N  W  R  K  N  L  X  V  S  D  T  W  W  D  A  X  T
```

UTTERMOST, VICTORIOUS, X-RAY, VOLCANO, MESSY, HANGING, RUSTIC, SENSE, ULTRA, PAN, FLOOD, CONDITION, CLEAR, FUZZY, STALE, PIGS, CRAZY, WRESTLE, CLASSY, SPOOKY, ACTUALLY, BOTTLE, EXIST

```
P B T X W R A X S S V A S L I M Y T F E F
U A Z J J N P E Z E V X F M S V R I F G C
I K K N O T C G D D O W Q A L N R H L R X
N Y D A P T D X F Y Q Q T S U Z G S S N D
N K L O A C A Z D T C L A S B H D Y R K I
A K R C H O J J C E Z F C R V E W Z O X Z
T M Z B N O D U R R L J O Q Z Z I N C F Z
E E N B G R L I E T X N N I L P N Z C Q Y
Q U Q F S D Q C A B V T T W E W T L O C K
Y J C G C I H Y T J S Q R T H Q E P X B S
L H Y U R N L R O R V Z O J A K R I L V G
I C C V E A Y T R G L M L E M P T Y C H U
K T L F E T P K X L M O F S A C K J B K E
F M E L C E J O O R P B N L U X L Q R T Z
Q B O Y H D H D J N P X Y D C U F C E P E
M L P H I S T O R Y B T P M L O R P E C T
N U Z N N T A U N R U L Y J O S S V Z X H
K Y H T G P X J U R V Y G J O O D S Y O J
S T R A N G E R F Q V A G U S F T C H K N
R C G M W K B I T W I R W L E M S A V F Z
S H A K Y W D R K U W M A V L C Y H K B D
```

BREEZY, ARM, CONTROL, HISTORY, SCREECHING, SLIMY, FLY, SACK, CYCLE, INNATE, KNOT, CREATOR, EMPTY, LOOSE, COORDINATED, WINTER, SHAKY, STRANGER, UNRULY, MASS, JUICY, LOCK, DIZZY, ZINC

```
K F L Z S B U I M V B V G Z I U K Q H
G A W S K F W A I A V O D I M E E K E
I B A T H E F O L L Q Z U W J Z B Y F
R T T R A B R C O U F L A S H T Q G B
F X P I P O O L M E G H W H I S P E R
N M A P A M G B I S I J L K S W I N G
I S F P M G J P K O J C I U R P I W Q
K L P Q G X N Q R J N Z G W G B R V E
H E S C S I X X U E P N H Y E U J G L
F E D C L W A P A T H E T I C Z G C E
X P E R C O N F E S S X N P G C Q G C
D Y E E Q L W U Q C H E E R F U L Z T
O R P A A C C P I E I P R E D U C E R
O Z L S E E Y B G H L D A J D T M I I
K D Y Z W I A E A V I Z E B R A K E C
N I K Y I A M A B H V V I O L E N T S
I E L U Y B B T B L E X O A C H Q P F
R E R W X M X E Y M T B Z S L O P P Y
V H V V R Q I N V E N T I O N W L J U
```

UPBEAT, GABBY, BATHE, REDUCE, VALUE, FROG, FLASH, SIX, APATHETIC, ELECTRIC, DEEPLY, STRIP, BRAKE, SLOPPY, INVENTION, LIGHT, SLEEPY, SWING, VIOLENT, WHISPER, DIME, CONFESS, LIVE, CHEERFUL

```
K T M S A E I Q Z U T I K S T A K I N G G
M X X J R U X Z H A B N R B X F E Q P F J
E V R L M R M P B T B T R G Z C P J U V Q
J B U N S U I T A B L E E N C G A F E J F
J U C N T D G O L D A L A S A G F M J U Z
Q S Q Z L D R Z F D B L D H K N R R P N W
U Y G I O Y Q Q R R A I I I B D G U O D Q
I R S W E A T E R I C G N V R G P S T E C
Z L M O A T O Q K N K E G E I R Y H R R U
Z P R O B A B L E K W N F R G Y T T L W X
I M Q R X H E C F B O T U U H V Z W R E I
C X D N U O R D I N A R Y W T W S I I A W
A S E P R T Z H L K N R U Z I P P Y X R U
L G S W D U R E L E A S E U D T I H T U G
R E I X X K C H E R R I E S D E X I V I
J A G M H Q U L R W S U Z U F J S X Q B O
D D N Z P Y P E P F Y Y N T Q G F O N V C
W W Q G N Y P T D D R E L Y P X S Q K X M
N C M M F C Y H C T K P R E S S Z C N I X
Q J H F E U N A Z G H C N V O G M J W N Y
U P Y H R G R L U B L Z T V E I N M U C U
```

DRINK, SWEATER, RUSH, SHIVER, RELY, UNSUITABLE, CHERRIES, RELEASE,
BUSY, OLD, PRESS, QUIZZICAL, ABACK, RUDDY, BRIGHT, READING, VEIN,
INTELLIGENT, STAKING, ZIPPY, DESIGN, LETHAL, UNDERWEAR, PROBABLE,
ORDINARY

```
F H R N U V P U N N D L U C S A W G U U R O
V M X I J V J G N F I Z S N V P G I I D E A
F I H M C I D L R A D K U P A S T O R A L D
Y U A Z V S E J J L A D P P Y E W Y S U W O
A S L D R Z R Q K S C I E T B P Z O L Q R V
E B L E E E A G O J T C R D Z M Z W R G H T
O G O L D I N N H L I T F U N E Q U A L E D
V E W I H R G F I D C M I J E L L Y F I S H
Y C E G K Q E H K R V R C M O F T C C V B E
L Q D H P C D S Z U T A I A K S V A H Q O C
M R P T W W N Q A N U J A R W V P M C D U M
G Q N F W A S H D K V B L K F K G E Z F N K
G A D U V S P D E C E I V E J X E R M I D O
E H F L I T S U C K C V J D B G M A W L L Y
E H U G V O C D P D T K F B E T T E R T E A
M D S B N R K B O W M M T A B J E C T H S K
U B C M D E U C C E X P A N S I O N I Y S N
R V C R B G A S K A F T E R T H O U G H T O
U B W R R D D H E Q Y S U C C E S S F U L W
F U S S U W Y O T S P Y X I R F E J D W C I
W V V K F U O E T S O N I A F I U H H T R N
X L M O L D E Z U K T D Y S L V X R C P Y G
```

POCKET, SON, AFTERTHOUGHT, SUPERFICIAL, DELIGHTFUL, BETTER, SUCK, UNEQUALED, JELLYFISH, SUCCESSFUL, DIDACTIC, ABJECT, STORE, IDEA, MARKED, DRUNK, HALLOWED, PASTORAL, FILTHY, BOUNDLESS, EXPANSION, CAMERA, DERANGED, DECEIVE, KNOWING, WASH

```
M C J K J X P J F T Y A P P L A U D X R
I L A I Q K R E X B T L Z T Z R V K D Z
N H A N D S O M E L Y S I I R B M Z V U
F R J K X B O D I V I D E L F P O U Y H
J E U I R T K A W E S O M E U F B Y D H
R C H T U J B C M U S C L E I G T E H Y
F O Q T N L N V Y X E L M H K L A A F S
U N D Y Y N N W T A X D U N S A I D Z T
L D T U G N X J Z E P H Y R S M N V S E
D I T E M P O R A R Y S N G R O A G U R
L T W X D G N S L N J G C F X R B P C I
C E I H Q X N T I W T B J G A O L B C C
Q W N I M V G O S U L I U O B U E Y I A
F U G G E K K P T N H O H P H S O Y N L
S N A I L S M L E D D R T G O C L E C C
D H A P P E N T N R O A A I R E S F T P
L T F V O G U N S E A N U D R G R O O M
Z C R Q U X M H D S Z G Q D E S Z L H E
B I K V R W U F H S K E V Y N Y E L O B
P K T Q V P D N J W H S V N T N M Y Q V
```

HANDSOMELY, MUSCLE, LISTEN, UNDRESS, HYSTERICAL, ORANGES, ROOM, GIDDY, SNAILS, KITTY, OBTAINABLE, DIVIDE, SUCCINCT, WING, AWESOME, STOP, TEMPORARY, HAPPEN, POUR, GLAMOROUS, ABHORRENT, RECONDITE, APPLAUD, ZEPHYR

```
R  R  I  Z  X  A  B  D  U  I  J  H  S  E  L  F  S  N  R  D  C  F  R
V  B  M  D  Q  F  A  U  P  D  G  H  W  E  I  F  Q  P  Q  K  D  R  O
V  B  L  A  C  K  A  D  A  I  S  I  C  A  L  U  U  B  U  O  X  K  F
J  Z  R  V  E  R  S  E  O  W  P  I  M  B  B  V  W  Z  V  G  Y  M  F
J  R  E  J  O  I  C  E  U  F  L  C  C  C  K  A  C  X  K  V  Q  L  R
V  K  K  V  E  O  X  H  I  N  E  S  E  G  D  Y  A  X  Y  Z  E  E  H
R  S  D  H  M  I  N  D  P  F  N  W  C  W  G  R  L  A  A  K  X  A  D
U  O  A  O  Z  E  Y  H  G  H  D  F  V  C  B  X  D  G  E  H  T  Q  S
Y  A  I  N  D  R  I  P  T  F  I  R  J  Z  M  E  E  S  L  H  R  A  U
N  P  Z  E  G  Z  U  J  S  I  D  E  A  J  D  Q  S  F  O  B  A  E  G
P  B  M  Y  U  N  V  D  T  R  G  L  Z  H  W  L  C  M  F  H  -  Z  G
L  U  I  W  A  V  K  P  I  E  D  I  Z  D  K  U  R  O  A  X  S  Z  E
A  S  S  O  R  T  E  D  C  M  C  E  Y  U  I  N  I  S  A  A  M  R  S
H  L  O  Y  D  Q  P  Z  K  A  G  V  E  C  U  D  P  O  S  X  A  H  T
G  T  N  K  E  W  I  K  Y  N  G  E  I  V  N  V  T  Y  Z  G  L  N  I
V  Z  Z  T  D  Z  B  C  W  K  T  D  I  Y  K  U  I  A  G  A  L  O  O
U  R  R  Y  F  L  H  H  S  U  N  D  C  H  H  G  V  C  J  U  E  W  N
E  S  I  M  R  O  P  K  J  E  W  X  E  M  J  Z  E  C  R  Y  I  A  X
O  L  W  C  H  I  N  S  N  J  U  T  K  K  W  D  W  O  K  O  T  U  K
U  X  U  T  K  H  S  X  T  W  Z  Y  O  V  R  N  E  U  W  W  Z  J  D
U  V  P  H  I  G  H  F  A  L  U  T  I  N  E  K  R  N  Z  N  D  A  V
Q  D  O  P  B  R  I  D  G  E  T  M  H  N  C  M  O  T  X  F  S  A  N
X  D  K  F  G  Y  B  V  I  R  A  T  E  D  K  R  L  E  W  H  O  H  P
```

SOAP, JAZZY, VERSE, DESCRIPTIVE, REJOICE, WRECK, CHIN, ASSORTED,
FIREMAN, SPLENDID, BRIDGE, ACCOUNT, IRATE, HONEY, SUGGESTION,
STICKY, LACKADAISICAL, MIND, GUARDED, SELF, EXTRA-SMALL,
HIGHFALUTIN, DRIP, RELIEVED, SUN

```
W  R  C  I  F  Q  G  W  H  O  L  E  S  A  L  E  X  R  Y  V  J
Z  X  F  L  I  P  P  A  N  T  O  D  S  K  N  D  X  U  S  P  Y
S  P  I  Y  C  N  U  G  S  B  C  N  P  U  A  B  A  F  S  H  X
T  Z  F  O  R  S  K  I  N  E  V  M  I  C  P  A  E  L  U  W  U
F  B  Q  J  O  Y  Q  X  R  L  U  D  I  G  E  S  T  I  O  N  N
R  Z  Z  A  O  A  E  A  K  O  I  C  K  T  H  H  T  R  Y  M  Q
D  V  E  T  K  P  S  F  M  N  H  H  L  E  A  N  R  W  W  E  U
S  C  A  R  E  D  U  Y  E  G  E  E  Q  U  U  L  L  L  Q  X  X
B  Q  L  S  D  D  G  Z  V  U  F  C  Q  L  F  K  A  D  K  U  V
P  P  O  O  W  Q  P  W  G  V  B  K  U  F  O  J  A  C  E  J  M
N  W  U  W  C  R  Y  Y  S  C  M  V  A  U  T  C  J  T  A  A  T
O  A  S  R  U  T  E  N  U  L  T  F  R  G  J  X  V  P  R  V  R
N  G  M  U  B  I  M  V  V  J  F  U  R  I  U  E  V  A  D  V  I
C  G  S  O  G  N  Y  H  K  J  P  M  E  U  H  L  P  A  W  J  C
H  I  I  N  I  C  A  D  N  M  T  N  L  G  O  W  J  N  C  D  K
A  S  R  T  O  O  T  H  S  O  M  E  S  V  W  R  C  S  T  C  Y
L  H  C  X  P  M  A  J  J  G  Z  Y  O  A  U  O  Q  C  E  L  V
A  O  F  G  E  E  X  D  U  Z  W  J  M  F  Y  N  A  B  X  E  M
N  W  X  B  O  J  L  T  B  R  H  X  E  A  L  G  Q  R  K  V  W
T  T  W  D  M  I  X  H  R  Z  N  Q  Z  R  K  B  K  O  U  E  U
C  K  L  E  J  X  G  B  N  E  N  S  O  U  X  Z  L  S  X  R  D
```

CRY, MIX, WRONG, QUARRELSOME, CHECK, BELONG, TOOTHSOME, SCARE, ZEALOUS, CROOKED, WHOLESALE, FLIPPANT, INCOME, TRICKY, LEAN, FAR, CLEVER, SKIN, DIGESTION, EAR, NONCHALANT, WAGGISH

```
G T L F F R J H W C S S M A L L L V J S O T K
H E A R T B R E A K I N G I Q B Q C Y S A A C
E Y P U L X Y W E H L K Z I J E A P I G Q R Y
Q U Z N J X U G Y T W F M R Z Q A F J N A O E
B I H O I R Y V A C H J A J Q L T H F E H M D
C O N C E R N E D G U S G R F K G Z P X Z A A
J L G L C Y R Q D F M N N B R A W N Y U U T X
F K G L O S S Y I N O S I X G C X C L T T I F
A R T F K S T W T J R L F B R R T K D M H C L
H Y Q P D G D F I F O C I E Y A T P P N F A A
G N J J L Y W R O A U M C Y T C D J U D G E K
E B C A K E H E N U S J E T K K A R R E S T Y
M O Z V Z X E S Y Y H X N D H E M E C R A W L
V I N N C Z M P C S V W T N W R O O P V T O V
N N U T O O Z O N X F G S T K P R E S E R V E
O U R A N M R N F O A M Y C G J J T G P Z C Y
G J O A D I B S P X U N B E C O M I N G X W K
C P C R E N I I A K D M G S D E B T A I K R H
V Y K G M T H B J W T F Z C O B L I N K B N V
E V W U N D E L O S L O W A J O U C H T Y P L
C L P S E T N E C J U S I M P U L S E P P S A
L Y L T D C W R G Y V N W R O Z L U F K Q F E
I C O Y X Z F Y M O S G S J O Z T S R G S R H
```

UNBECOMING, CONCERNED, BRAWNY, DEBT, GLOSSY, FOAMY, SMALL, PRESERVE, MAGNIFICENT, CONDEMNED, AROMATIC, FLAKY, ROCK, HUMOROUS, SLOW, MINT, HEARTBREAKING, IMPULSE, RESPONSIBLE, JUDGE, CRACKER, CRAWL, GUSTY, ART, BLINK, ADDITION, ARREST

```
S  D  G  N  J  G  O  U  M  X  W  G  C  J  I  L  V  U  M
C  V  I  H  W  U  N  T  B  E  E  R  T  Q  A  H  B  B  O
M  A  H  O  Y  W  P  W  B  O  S  A  X  O  Z  E  Q  O  O
N  I  C  F  L  G  N  K  W  T  M  P  A  K  H  B  P  H  V
J  V  Q  M  I  S  S  T  J  W  G  E  B  P  D  J  I  A  H
V  P  T  U  T  T  E  R  A  G  O  X  M  Y  V  D  P  M  Q
F  X  F  V  K  Q  H  O  L  I  S  T  I  C  W  X  F  M  M
H  O  H  S  Q  J  K  U  P  A  O  U  L  T  Q  E  T  E  E
L  A  D  Y  B  U  G  M  N  Q  I  G  P  G  T  L  O  R  Z
H  B  C  Z  S  R  R  F  V  C  A  L  L  U  R  I  N  G  T
D  R  O  E  B  Z  K  T  F  I  W  X  E  W  M  W  J  U  S
A  Y  I  V  I  J  M  F  I  B  H  U  A  A  G  M  L  B  P
Z  Z  L  E  T  M  A  F  L  Y  O  J  S  C  J  O  D  A  R
A  O  Y  N  T  A  R  W  E  S  L  C  U  K  Z  V  D  T  A
B  X  G  T  E  T  R  F  T  D  E  S  R  Y  O  E  W  Y  Y
B  S  N  R  R  U  I  H  O  B  B  I  E  S  F  V  O  W  H
U  N  D  E  P  R  E  S  S  E  D  M  H  Q  L  T  O  U  M
M  J  Q  A  Y  E  D  P  U  R  P  O  S  E  A  R  L  T  B
P  F  J  S  F  P  A  V  Z  Y  B  C  U  B  G  E  W  G  N
```

HOLISTIC, WACKY, MISS, MARRIED, ALLURING, FLAG, LADYBUG, COIL, HAMMER, BEE, MOVE, HOBBIES, PLEASURE, EVENT, SPRAY, DEPRESSED, PURPOSE, WOOL, UTTER, CUB, FILE, WHOLE, BITTER, BUMP, MATURE, GRAPE

```
A  G  V  C  F  L  A  S  H  Y  P  A  P  H  T  T  Q  J  Q  Q
S  B  L  N  U  L  L  K  N  J  R  E  L  I  W  M  X  W  S  A
R  F  O  B  F  P  W  F  H  Z  E  X  A  P  O  L  I  T  E  A
Y  G  Z  M  W  A  E  R  D  H  T  C  N  Q  D  Z  G  Z  W  D
L  S  T  A  R  T  G  E  S  M  E  L  T  O  Q  Y  S  R  Q  Z
I  U  G  T  Z  T  O  E  T  Z  N  U  G  R  X  G  J  K  A  V
C  Q  Z  K  L  F  P  C  S  G  D  S  P  Z  U  S  K  W  E  T
E  X  M  I  P  C  S  N  O  B  B  I  S  H  C  W  K  L  D  V
N  L  Y  N  S  U  S  C  R  E  W  V  B  D  A  E  R  V  Y  V
S  M  J  D  E  K  Q  U  G  R  V  E  F  K  C  E  L  N  N  A
E  R  E  L  U  A  I  D  N  C  E  F  U  R  T  T  X  E  L  Y
X  H  G  Y  Z  E  N  N  E  I  G  H  B  O  R  L  Y  J  W  H
S  U  S  F  G  Z  F  C  O  P  P  E  R  S  C  U  F  R  P  Z
A  W  T  S  N  J  A  N  A  I  V  E  W  S  P  G  C  N  O  H
M  X  Z  L  Z  S  M  H  Y  D  R  A  N  T  S  F  Z  R  I  N
S  M  R  B  Z  S  O  X  L  U  X  U  R  I  A  N  T  O  S  S
S  Z  P  X  U  R  U  Q  X  T  N  T  S  F  M  P  U  W  O  H
F  X  E  H  Y  B  S  H  S  R  E  M  E  M  B  E  R  U  N  T
R  D  J  V  T  A  W  I  V  O  T  X  L  B  I  L  L  O  W  Y
Z  L  H  M  J  S  H  L  O  P  S  I  D  E  D  Z  W  H  E  U
```

SNOBBISH, NEIGHBORLY, PRETEND, INFAMOUS, WET, POISON, HYDRANT, START, FREE, FLASHY, POLITE, KINDLY, EXCLUSIVE, BILLOWY, PLANT, SCREW, NAIVE, LUXURIANT, TWO, LICENSE, NULL, LOPSIDED, COPPER, REMEMBER, SWEET

```
X  W  L  E  L  L  A  C  K  I  N  G  Y  U  J  L  M  A  Y  Z  S
B  M  D  M  E  L  U  A  V  A  I  Z  Y  S  N  Y  R  V  B  C  X
S  Y  Z  F  E  S  T  I  V  E  X  K  F  D  R  R  X  G  U  P  C
T  H  Q  A  K  P  W  I  P  F  U  B  R  W  G  I  E  A  V  W  P
E  Y  Z  H  H  H  G  G  C  P  S  N  K  Y  X  C  B  I  F  U  M
E  R  A  A  R  N  Z  M  A  V  J  G  H  A  T  A  W  I  R  E  N
L  C  A  R  R  I  X  A  P  N  X  E  W  T  M  L  O  Y  Q  Y  T
Q  M  L  G  V  M  D  L  P  V  L  X  F  O  R  C  E  W  P  C  E
M  N  I  C  A  T  V  I  R  H  P  H  F  T  O  D  O  B  V  R  A
V  O  K  V  M  M  C  C  O  K  V  A  C  Z  O  C  H  E  E  R  R
I  U  E  N  U  B  J  I  V  K  L  L  V  Z  Z  H  C  M  X  K  F
L  V  B  J  U  O  V  O  A  S  E  L  W  L  R  E  A  C  H  D  U
O  N  S  Z  U  R  J  U  L  V  I  D  B  L  I  G  N  O  R  E  L
S  P  W  X  Z  I  C  S  W  J  P  R  E  V  I  O  U  S  T  W  U
X  A  A  P  B  N  K  C  E  R  O  U  G  H  P  N  I  N  J  O  H
H  R  E  P  D  G  L  D  Y  I  X  O  R  Y  A  X  D  O  N  R  C
Z  T  D  R  L  W  B  C  N  S  E  S  O  G  U  R  S  T  F  K  Y
G  V  F  A  E  U  F  Z  U  C  A  V  U  R  B  Q  H  I  D  A  L
N  R  K  Y  K  Y  A  W  A  R  E  V  N  C  S  K  B  C  Y  B  K
S  P  E  C  T  A  C  U  L  A  R  E  D  L  J  S  V  E  E  L  X
I  F  V  A  S  T  T  F  O  C  E  U  R  V  O  D  T  P  S  E  Q
```

FESTIVE, WIRE, CAT, BORING, LYRICAL, AWARE, ALIKE, IGNORE, MALICIOUS, PREVIOUS, HALL, LACKING, PART, ROUGH, CHEER, FORCE, VAST, ROUND, APPROVAL, WORKABLE, SPECTACULAR, PRAY, REACH, NOTICE, TEARFUL, STEEL

```
I  Z  W  F  P  C  B  T  N  U  M  B  E  R  L  E  S  S  H  K
Q  B  O  U  N  C  Y  R  L  F  G  N  J  B  H  E  H  R  G  M
L  I  E  T  T  R  E  I  G  N  A  Y  V  H  K  Y  G  N  B  S
Z  Q  N  U  D  R  C  O  P  Y  M  S  M  P  P  Y  W  V  S  T
G  R  E  A  V  R  R  R  L  J  Y  M  H  Y  Y  K  U  W  R  R
D  B  R  J  W  N  N  V  I  C  Y  C  Z  V  M  M  J  G  G  I
U  R  G  E  D  V  E  W  I  K  M  D  E  C  I  S  I  O  N  P
A  R  E  O  Z  X  F  W  M  W  S  F  V  T  I  L  A  R  G  E
R  J  T  P  X  T  U  W  P  P  H  U  G  H  W  S  W  Q  F  D
Z  D  I  R  N  H  E  T  R  A  A  N  F  Q  W  C  S  K  S  J
P  R  C  O  K  Z  L  H  O  C  B  I  T  E  A  A  U  G  I  J
T  O  Z  P  U  B  R  U  V  D  A  T  T  F  N  P  Q  Y  S  U
D  D  H  E  B  K  J  M  E  I  A  J  E  R  F  F  B  R  E  B
O  U  D  R  K  R  Y  B  N  I  B  V  S  U  L  V  L  J  E  J
T  G  Q  T  F  A  Q  G  G  D  T  P  T  I  O  N  P  E  N  Y
E  H  Z  Y  C  L  A  B  E  L  E  U  R  T  W  U  N  N  Y  B
D  E  S  L  B  U  T  R  E  C  N  T  E  Q  E  M  D  D  C  J
N  V  I  R  O  N  Y  J  W  X  N  X  T  H  R  B  N  B  W  P
C  Z  G  N  G  P  T  O  H  Z  J  Z  C  N  Y  E  S  Y  N  C
K  M  S  B  F  D  C  H  R  W  P  M  H  W  R  R  J  R  J  P
```

IRON, STRETCH, PEN, LABEL, DECISION, LARGE, REIGN, ENERGETIC, NUMBER, FRUIT, GAMY, UNIT, IMPROVE, BOUNCY, THUMB, COPY, NUMBERLESS, PROPERTY, FLOWERY, FUEL, ROD, STRIPED

```
W R C S R Z D U F F M O H H E P I Q C Z
Z U C E W I J H A M U S Z Z J V E V T R
F U R T I V E L O A M T W Z W Q K P A T
J H S D J M S H R U G R U C U O O A B C
C A U T I O U S A I R A Y E B A T I C H
P V D V F C U D D L Y I D S S C L N O T
X N S P I C A Y U N E G R T V P A T O R
V O Y N U J W W I I V H S F Q E Y I L P
U F N V F L N V E G E T A B L E M E G I
K J O M I W A N T W T T D A N I T M A O
O U N S F O W T V O L A T I L E W T W S
P G Y T E F Q P G S T R E A M K R X T M
Q L M A D W G T T H F Y X L K K E X T U
W Y O M C A R D P X W L M E P B T O Z P
J W U P N S M T G Z E Q Z T E O C A K O
S C S O E Q N C R A C K E T C I H J U G
X Z L O N G I N G L P W V E K L E K B H
C P K C Z E N V I O U S K R A I D A M B
S H O Q N W F I N G E R M S B N I Z Q I
G C C S Y I C L O N J G B I M G L U R T
```

PAINT, WANT, VOLATILE, SYNONYMOUS, STRAIGHT, SHRUG, LETTERS,
FINGER, PICAYUNE, CRACK, STAMP, UGLY, FURTIVE, CAUTIOUS, BOILING,
VEGETABLE, CARD, LONGING, STREAM, ENVIOUS, PECK, WRETCHED, CUDDLY,
COOL

```
V B Y E C I O B E Y K T I E R U S D K G P O
K R X L F G Q D K L J P R O V I D E I D I S
G E G K J L N B R L W G A M A J E S T I C K
E C C J R E L A X O D C S O G G N R C M A
H E I N D W D X U T T O O N M U A Y B F P X
G I L M T A D Y D V U Z X C A K W L O F D Z
U V L C G R A T E F U L H Z R S A P U Y N Z
J E - S Y M P D Q O C U A L X F F Q B K F N
H M I Q Q A B R F A S C I N A T E D M B O G
F X N J P A P K K S R P R Y H L Z C A F G H
U N F X L X M S N B P U C X R V S M A S H T
C K O M A B F K S V Q N U N Y J P W P L N Z
F W R C S C I R R I T A T I N G L E D P L Z
B G M L T C Z A M K N X B E L L S D L I L B
T M E X I K T B F H Q C C O N C E R N T X P
I C D B C U O A I W G U G X U M V G Y Q F E
G Y J S S B S G D Y P W S C U C F K X D I T
E V R W O A J Z I Q N N U N D Q G M M H E F
R E U H D H T P O V C D T U R F Y X V W L R
B J O L L Y A M T Q H F V G R Z J R B R B U
F R O L A H S D I W K S I H D R E A R Y O M
M Z C U Y M U W C W C H S N X F K X P L W N
```

OBEY, FASCINATED, IDIOTIC, RELAX, JOLLY, SMASH, ELBOW, PLASTIC, PET, RECEIVE, CONCERN, DREARY, ILL-INFORMED, BELLS, PROVIDE, HAIRCUT, GRATEFUL, IRRITATING, MAJESTIC, TIGER

```
Q  U  M  R  W  A  L  C  Q  Z  R  N  Y  D  Z  W  L  I
Y  V  T  Q  E  O  R  D  E  R  K  H  J  G  F  Y  E  J
D  T  V  B  A  Z  L  P  L  E  A  S  A  N  T  Z  W  P
Y  U  E  J  L  G  O  D  L  Y  D  N  Y  B  V  F  E  Y
D  L  B  K  T  C  O  U  G  H  W  Y  R  W  J  R  Y  Y
K  E  Z  T  H  N  G  R  E  Y  B  E  I  B  J  F  M  R
M  K  K  L  Q  F  U  P  I  F  O  B  B  I  N  J  Q  E
Q  F  X  F  Q  K  V  U  N  A  U  I  C  O  L  O  R  S
D  M  N  B  M  N  V  M  C  I  N  I  B  V  D  G  M  O
E  R  J  O  L  S  P  P  L  L  C  C  K  T  W  A  R  L
I  M  E  O  M  T  T  B  U  D  E  H  C  H  U  C  Z  U
S  Q  E  T  F  D  H  T  D  D  L  K  U  R  O  H  O  T
O  S  E  R  I  O  U  S  E  U  G  Q  T  O  G  H  S  E
R  I  F  S  U  H  X  R  O  U  T  E  K  N  F  C  K  P
D  P  E  P  U  S  H  E  M  V  C  J  V  E  F  J  Y  G
I  K  C  Z  F  K  A  K  G  F  T  C  F  R  L  F  A  M
D  N  Z  C  D  T  J  R  M  E  A  T  E  N  B  E  P  J
K  D  P  H  U  Q  R  C  J  P  J  Z  Y  J  J  O  T  R
```

SORDID, ROUTE, ORDER, TEN, COUGH, FAIL, BOOT, INCLUDE, RESOLUTE, COLOR, PUMP, PLEASANT, WEALTH, THRONE, BOUNCE, PUSH, CUT, WAR, SERIOUS, GODLY, GREY

Solutions

```
R  M  K  Q  D  H  Z  V  R  P  A  A  W  B  C  A  B  G  D  K  R  S  S  K
F  V  D  W  Q  Q  O  O  O  I  P  M  B  H  D  U  P  P  A  L  K  U  J  P
D  G  S  G  Y  D  W  R  N  I  N  C  A  N  D  E  S  C  E  N  T  F  O  R
A  B  V  A  D  J  L  A  E  B  R  Y  Y  R  H  G  M  S  T  W  A  L  L  A
C  M  J  A  H  Y  H  C  N  T  I  G  H  T  Z  N  D  O  A  I  O  L  S  Q
L  D  J  W  R  L  G  I  M  T  H  W  F  C  O  W  S  G  W  H  E  T  E  E
S  T  G  J  G  M  A  O  I  N  O  E  L  M  Q  M  G  M  P  Q  P  E  O  P
X  N  N  O  R  K  X  U  F  W  C  E  X  P  R  J  Y  S  L  X  Y  S  A  S
E  M  H  F  O  W  J  S  E  Y  E  K  U  L  Y  P  R  H  Z  A  V  T  M  J
V  G  I  U  M  F  F  J  A  B  A  S  I  N  M  U  F  E  A  O  N  X  A  S
O  O  R  C  Z  Z  W  F  R  H  R  M  I  N  T  E  R  E  S  T  I  N  G  I
M  Q  G  Y  M  N  Z  C  L  Y  O  T  O  A  I  P  D  P  Z  Q  S  A  S  L
G  M  A  W  O  G  S  X  E  B  X  G  C  U  Q  U  Q  P  U  E  B  I  C  E
M  X  E  R  E  P  R  E  S  E  N  T  A  T  I  V  E  K  T  C  Y  Q  G  N
T  I  O  W  Q  L  Z  N  S  D  Z  O  G  S  O  M  D  N  L  U  P  E  G  T
C  H  J  L  I  N  V  E  N  T  W  G  I  N  D  G  E  A  L  N  H  U  Q  J
S  C  T  H  I  U  F  T  M  L  S  M  G  R  E  E  N  X  Q  U  B  M  A  P
B  T  J  I  S  C  O  J  M  F  X  R  H  H  F  V  T  E  A  S  X  G  Z  L
O  P  U  R  T  B  O  S  T  E  S  P  I  D  E  R  S  Q  S  E  R  N  X  I
B  D  N  P  I  O  A  D  B  E  W  R  I  G  G  L  E  Z  E  D  P  A  I  M
E  M  E  X  N  A  H  K  A  B  R  F  Z  Q  T  E  A  C  H  I  N  G  H  O
I  P  O  F  G  L  H  V  Z  L  S  Q  B  D  E  S  U  D  D  E  N  R  S  V
Q  E  A  V  Y  W  P  O  B  E  S  W  V  F  M  S  U  P  R  E  M  E  V  S
K  Y  T  N  K  D  T  T  X  C  O  A  C  H  Q  M  U  P  P  F  O  D  M  W
```

TIGHT, GREEN, STINGY, INVENT, BASIN, INCANDESCENT, VORACIOUS, FEEBLE, REPRESENTATIVE, SILENT, WEEK, TEST, COACH, WALL, INTERESTING, SUDDEN, COWS, TEACHING, UNUSED, SPIDERS, SHEEP, SUPREME, WRIGGLE, FEARLESS

N	T	A	S	T	Y	R	J	K	Z	C	D	O	F	E	Q	F	E	U	T
D	U	L	R	I	G	H	T	F	U	L	D	I	U	G	G	E	J	M	B
R	E	V	A	N	E	S	C	E	N	T	A	N	B	U	U	A	L	J	U
A	Q	S	T	I	C	K	N	X	G	U	N	C	N	G	S	R	Y	R	N
B	O	D	R	V	F	N	C	Z	A	X	G	R	C	K	B	H	F	S	N
S	U	G	A	R	G	A	H	J	H	J	E	E	O	M	P	D	U	Q	A
R	Q	U	A	C	K	Z	A	Y	F	T	R	D	W	A	S	R	M	V	T
Z	Q	D	S	J	P	B	B	R	W	S	O	I	C	U	B	E	P	Y	U
A	G	A	C	T	I	V	I	T	Y	X	U	B	P	D	W	A	I	D	R
R	E	P	D	E	H	N	T	G	U	B	S	L	U	Z	U	M	U	N	A
N	N	P	A	F	Q	N	U	E	E	B	N	E	H	S	E	W	A	P	L
G	T	E	S	Y	K	P	A	Q	E	T	R	E	P	U	L	S	I	V	E
Z	L	R	H	P	I	K	L	G	A	R	R	A	N	G	E	K	Z	L	V
V	E	L	I	B	B	U	Z	R	R	G	E	B	D	M	W	B	M	C	F
F	J	E	N	V	N	T	I	E	Z	R	X	X	M	A	E	J	R	P	U
J	B	Q	G	J	Y	A	I	A	N	A	B	A	E	L	Q	C	E	K	N
D	E	B	O	N	A	I	R	S	S	D	M	C	V	E	E	R	M	K	W
P	V	M	K	W	E	I	P	E	A	E	F	W	B	P	W	J	A	E	V
M	B	B	T	M	U	A	R	Q	V	E	G	C	W	S	F	X	I	K	B
L	J	C	O	A	T	I	V	P	E	I	U	H	A	N	E	H	N	Q	Q

SAVE, COAT, DANGEROUS, REMAIN, ARRANGE, REPULSIVE, STICK, TASTY, GENTLE, DASHING, SUGAR, INCREDIBLE, GRADE, DAPPER, MALE, DREAM, DRAB, HABITUAL, RIGHTFUL, DEBONAIR, UNNATURAL, EVANESCENT, ACTIVITY, GREASE, QUACK

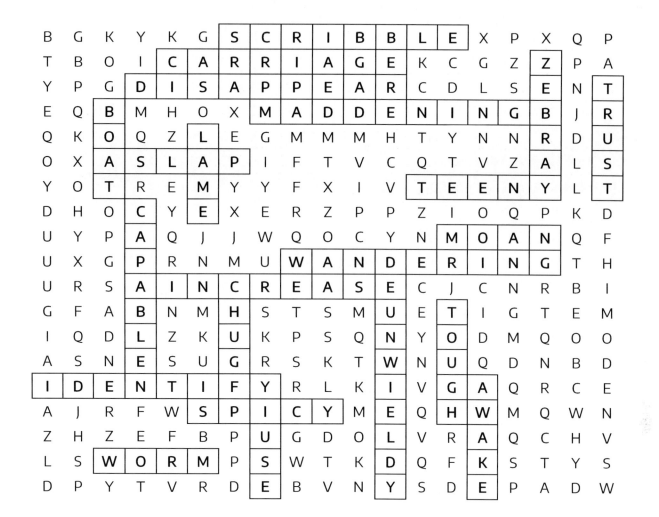

TOUGH, USE, SLAP, TRUST, CARRIAGE, BOAT, HUG, MOAN, MADDENING, WANDERING, WORM, INCREASE, ZEBRA, UNWIELDY, IDENTIFY, SPICY, SCRIBBLE, TEENY, DISAPPEAR, CAPABLE, AWAKE, LAME

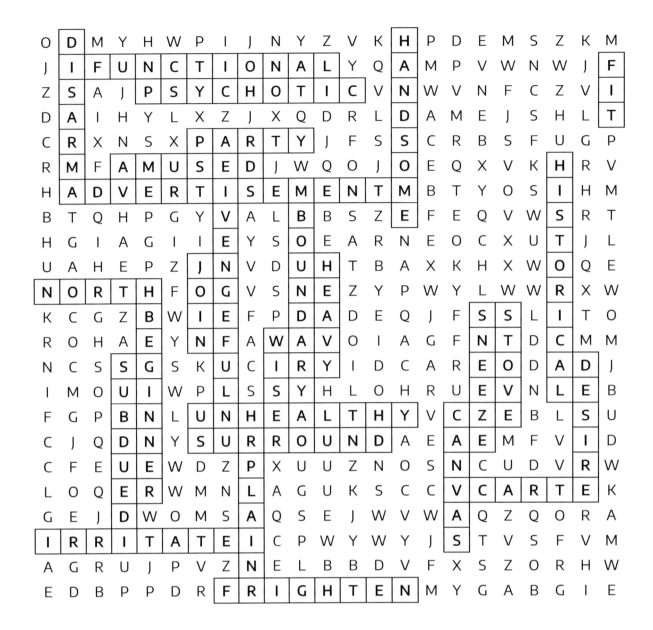

FUNCTIONAL, STOVE, PSYCHOTIC, FRIGHTEN, SURROUND, NORTH, CANVAS,
HISTORICAL, AMUSED, HANDSOME, WISE, SNEEZE, ADVERTISEMENT,
BOUNDARY, IRRITATE, HEAVY, SUBDUED, DESIRE, BEGINNER, UNHEALTHY,
CART, FIT, PLAIN, VENGEFUL, JOIN, PARTY, DISARM

```
A  Y  O  E  S  Z  S  P  A  C  I  B  E  T  S  X  T  I  R  P
N  I  K  Z  P  S  I  S  P  O  B  O  K  B  K  K  J  D  N  U
W  O  D  W  K  C  B  H  C  N  J  T  E  P  V  N  O  U  T  D
R  H  D  S  N  W  F  R  R  D  E  T  Y  I  I  J  S  B  C  H
E  T  C  P  F  Z  R  W  A  I  D  L  H  G  O  N  V  V  M  I
S  N  D  O  X  M  U  P  Z  T  P  E  D  S  G  Q  H  W  B  N
T  V  X  O  I  Z  S  A  Y  I  U  T  T  E  R  M  O  S  T  T
L  G  H  K  B  X  T  F  L  O  O  D  A  Q  U  P  B  R  E  C
E  P  L  Y  E  X  I  S  T  N  A  W  Q  S  L  Q  D  L  P  H
H  X  O  P  A  N  C  U  H  P  L  D  U  A  T  W  Y  F  V  U
X  C  V  O  L  C  A  N  O  S  D  U  A  W  R  H  C  B  I  X
W  Z  U  C  L  A  S  S  Y  T  H  V  I  F  A  A  L  R  C  C
F  O  Q  K  A  L  F  A  C  T  U  A  L  L  Y  N  E  C  T  D
I  N  A  Z  P  B  S  F  O  C  U  J  W  Q  E  G  A  K  O  W
K  V  Y  V  T  L  M  M  E  S  S  Y  M  H  F  I  R  S  R  E
C  F  S  T  A  L  E  R  V  T  Q  S  M  N  J  N  I  E  I  T
F  U  Z  Z  Y  V  Y  I  B  I  Q  Z  E  P  A  G  W  G  O  W
Z  C  Z  A  S  E  N  S  E  E  Q  V  P  O  P  X  S  C  U  L
X  -  R  A  Y  L  P  I  W  O  N  X  F  S  B  K  K  L  S  B
N  R  N  N  W  R  K  N  L  X  V  S  D  T  W  W  D  A  X  T
```

UTTERMOST, VICTORIOUS, X-RAY, VOLCANO, MESSY, HANGING, RUSTIC, SENSE, ULTRA, PAN, FLOOD, CONDITION, CLEAR, FUZZY, STALE, PIGS, CRAZY, WRESTLE, CLASSY, SPOOKY, ACTUALLY, BOTTLE, EXIST

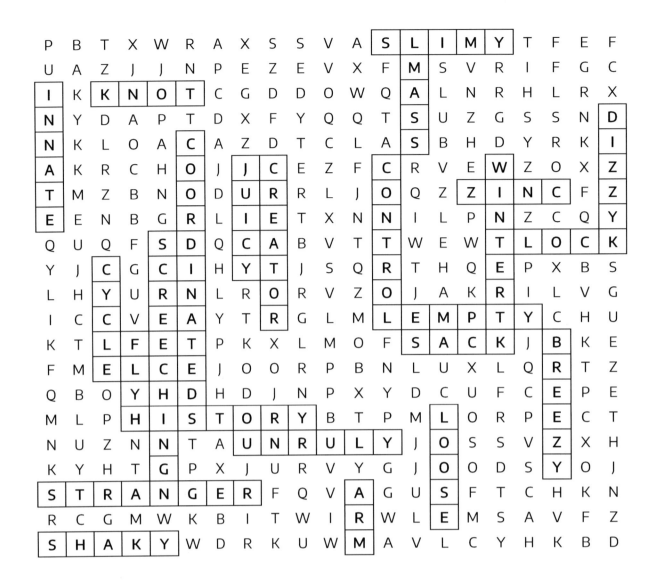

BREEZY, ARM, CONTROL, HISTORY, SCREECHING, SLIMY, FLY, SACK, CYCLE, INNATE, KNOT, CREATOR, EMPTY, LOOSE, COORDINATED, WINTER, SHAKY, STRANGER, UNRULY, MASS, JUICY, LOCK, DIZZY, ZINC

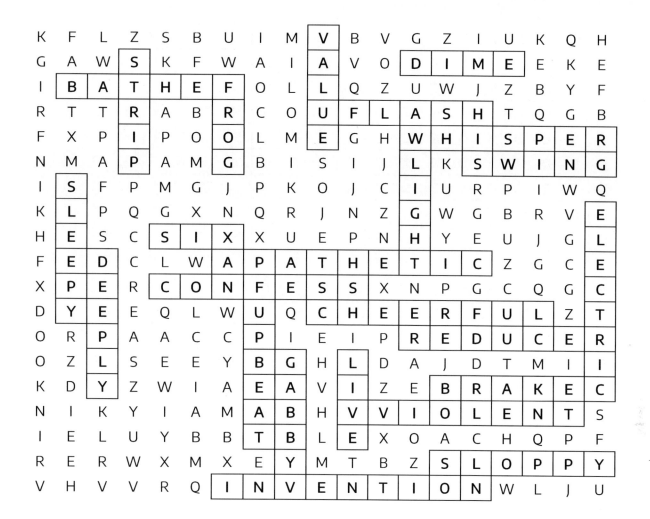

UPBEAT, GABBY, BATHE, REDUCE, VALUE, FROG, FLASH, SIX, APATHETIC,
ELECTRIC, DEEPLY, STRIP, BRAKE, SLOPPY, INVENTION, LIGHT, SLEEPY,
SWING, VIOLENT, WHISPER, DIME, CONFESS, LIVE, CHEERFUL

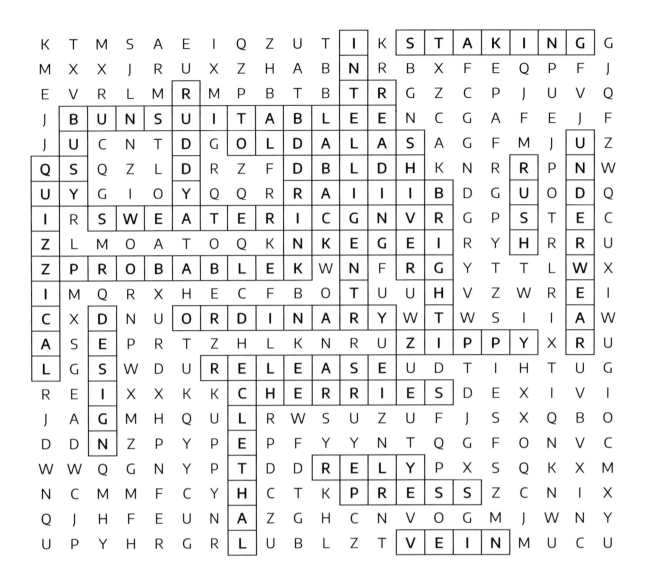

K T M S A E I Q Z U T I K S T A K I N G G
M X X J R U X Z H A B N R B X F E Q P F J
E V R L M R M P B T B T R G Z C P J U V Q
J B U N S U I T A B L E E N C G A F E J F
J U C N T D G O L D A L A S A G F M J U Z
Q S Q Z L D R Z F D B L D H K N R R P N W
U Y G I O Y Q Q R R A I I I B D G U O D Q
I R S W E A T E R I C G N V R G P S T E C
Z L M O A T O Q K N K E G E I R Y H R R U
Z P R O B A B L E K W N F R G Y T T L W X
I M Q R X H E C F B O T U U H V Z W R E I
C X D N U O R D I N A R Y W T W S I I A W
A S E P R T Z H L K N R U Z I P P Y X R U
L G S W D U R E L E A S E U D T I H T U G
R E I X X K K C H E R R I E S D E X I V I
J A G M H Q U L R W S U Z U F J S X Q B O
D D N Z P Y P E P F Y Y N T Q G F O N V C
W W Q G N Y P T D D R E L Y P X S Q K X M
N C M M F C Y H C T K P R E S S Z C N I X
Q J H F E U N A Z G H C N V O G M J W N Y
U P Y H R G R L U B L Z T V E I N M U C U

DRINK, SWEATER, RUSH, SHIVER, RELY, UNSUITABLE, CHERRIES, RELEASE,
BUSY, OLD, PRESS, QUIZZICAL, ABACK, RUDDY, BRIGHT, READING, VEIN,
INTELLIGENT, STAKING, ZIPPY, DESIGN, LETHAL, UNDERWEAR, PROBABLE,
ORDINARY

Word search grid (letters):

```
F H R N U V P U N N D L U C S A W G U U R O
V M X I J V J G N F I Z S N V P G I I D E A
F I H M C I D L R A D K U P A S T O R A L D
Y U A Z V S E J J L A P P Y E W Y S U W O
A S L D R Z R Q K S C I E T B P Z O L Q R V
E B L E E E A G O J T C R D Z M Z W R G H T
O G O L D I N N H L I T F U N E Q U A L E D
V E W I H R G F I D C M I J E L L Y F I S H
Y C E G K Q E H K R V R C M O F T C C V B E
L Q D H P C D S Z U T A I A K S V A H Q O C
M R P T W W N Q A N U J A R W V P M C D U M
G Q N F W A S H D K V B L K F K G E Z F N K
G A D U V S P D E C E I V E J X E R M I D O
E H F L I T S U C K C V J D B G M A W L L Y
E H U G V O C D P D T K F B E T T E R T E A
M D S B N R K B O W M M T A B J E C T H S K
U B C M D E U C C E X P A N S I O N I Y S N
R V C R B G A S K A F T E R T H O U G H T O
U B W R R D D H E Q Y S U C C E S S F U L W
F U S S U W Y O T S P Y X I R F E J D W C I
W V V K F U O E T S O N I A F I U H H T R N
X L M O L D E Z U K T D Y S L V X R C P Y G
```

Word list:

POCKET, SON, AFTERTHOUGHT, SUPERFICIAL, DELIGHTFUL, BETTER, SUCK, UNEQUALED, JELLYFISH, SUCCESSFUL, DIDACTIC, ABJECT, STORE, IDEA, MARKED, DRUNK, HALLOWED, PASTORAL, FILTHY, BOUNDLESS, EXPANSION, CAMERA, DERANGED, DECEIVE, KNOWING, WASH

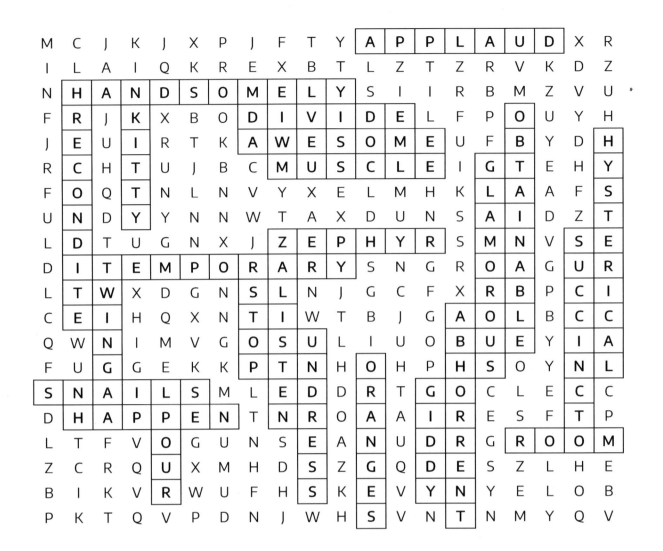

M C J K J X P J F T Y A P P L A U D X R
I L A I Q K R E X B T L Z T Z R V K D Z
N H A N D S O M E L Y S I I R B M Z V U
F R J K X B O D I V I D E L F P O U Y H
J E U I R T K A W E S O M E U F B Y D H
R C H T U J B C M U S C L E I G T E H Y
F O Q T N L N V Y X E L M H K L A A F S
U N D Y Y N N W T A X D U N S A I D Z T
L D T U G N X J Z E P H Y R S M N V S E
D I T E M P O R A R Y S N G R O A G U R
C T W X D G N S L N J G C F X R B P C I
C E I H Q X N T I W T B J G A O L B C C
Q W N I M V G O S U L I U O B U E Y I A
F U G G E K K P T N H O H P H S O Y N L
S N A I L S M L E D R T G O C L E C C
D H A P P E N T N R O A A I R E S F T P
L T F V O G U N S E A N U D R G R O O M
Z C R Q U X M H D S Z G Q D E S Z L H E
B I K V R W U F H S K E V Y N Y E L O B
P K T Q V P D N J W H S V N T N M Y Q V

HANDSOMELY, MUSCLE, LISTEN, UNDRESS, HYSTERICAL, ORANGES, ROOM, GIDDY, SNAILS, KITTY, OBTAINABLE, DIVIDE, SUCCINCT, WING, AWESOME, STOP, TEMPORARY, HAPPEN, POUR, GLAMOROUS, ABHORRENT, RECONDITE, APPLAUD, ZEPHYR

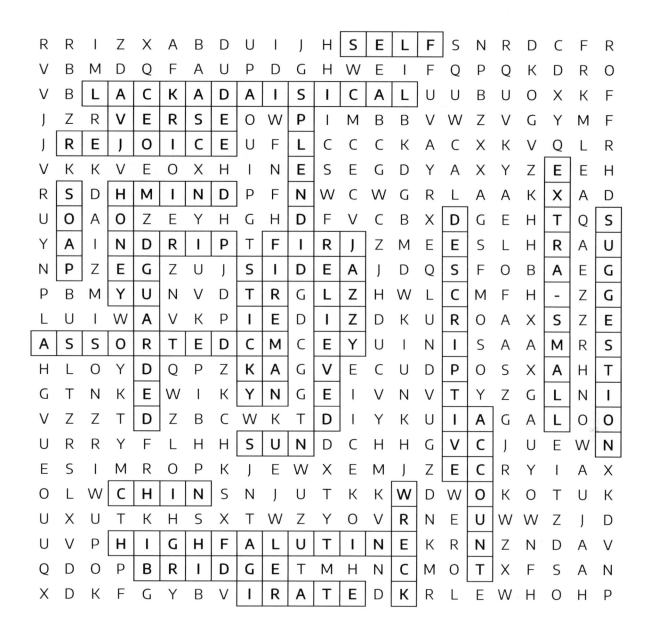

SOAP, JAZZY, VERSE, DESCRIPTIVE, REJOICE, WRECK, CHIN, ASSORTED,
FIREMAN, SPLENDID, BRIDGE, ACCOUNT, IRATE, HONEY, SUGGESTION,
STICKY, LACKADAISICAL, MIND, GUARDED, SELF, EXTRA-SMALL,
HIGHFALUTIN, DRIP, RELIEVED, SUN

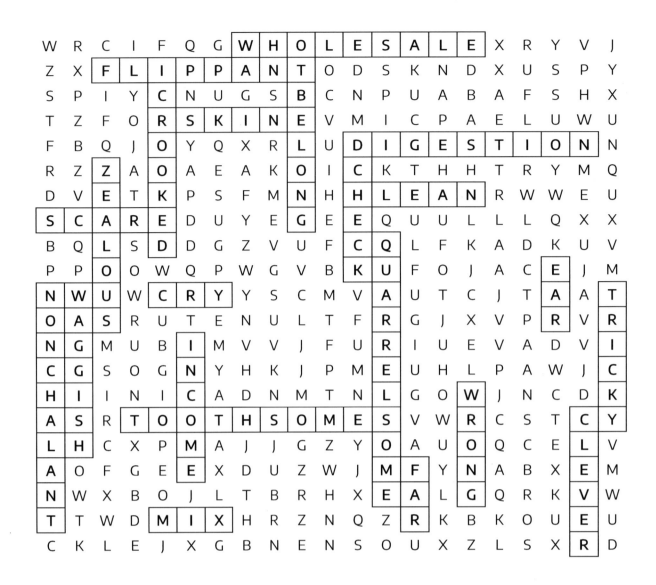

CRY, MIX, WRONG, QUARRELSOME, CHECK, BELONG, TOOTHSOME, SCARE,
ZEALOUS, CROOKED, WHOLESALE, FLIPPANT, INCOME, TRICKY, LEAN, FAR,
CLEVER, SKIN, DIGESTION, EAR, NONCHALANT, WAGGISH

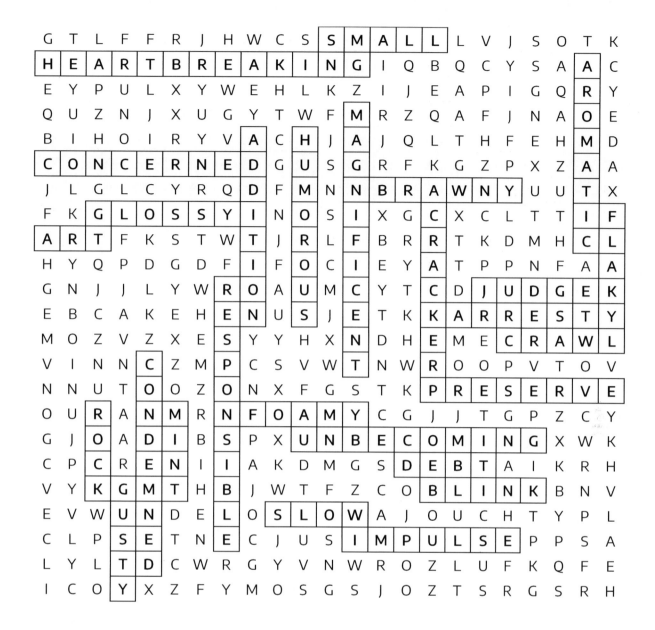

UNBECOMING, CONCERNED, BRAWNY, DEBT, GLOSSY, FOAMY, SMALL,
PRESERVE, MAGNIFICENT, CONDEMNED, AROMATIC, FLAKY, ROCK,
HUMOROUS, SLOW, MINT, HEARTBREAKING, IMPULSE, RESPONSIBLE, JUDGE,
CRACKER, CRAWL, GUSTY, ART, BLINK, ADDITION, ARREST

```
S  D  G  N  J  G  O  U  M  X  W  G  C  J  I  L  V  U  M
C  V  I  H  W  U  N  T  B  E  E  R  T  Q  A  H  B  B  O
M  A  H  O  Y  W  P  W  B  O  S  A  X  O  Z  E  Q  O  O
N  I  C  F  L  G  N  K  W  T  M  P  A  K  H  B  P  H  V
J  V  Q  M  I  S  S  T  J  W  G  E  B  P  D  J  I  A  H
V  P  T  U  T  T  E  R  A  G  O  X  M  Y  V  D  P  M  Q
F  X  F  V  K  Q  H  O  L  I  S  T  I  C  W  X  F  M  M
H  O  H  S  Q  J  K  U  P  A  O  U  L  T  Q  E  T  E  E
L  A  D  Y  B  U  G  M  N  Q  I  G  P  G  T  L  O  R  Z
H  B  C  Z  S  R  R  F  V  C  A  L  L  U  R  I  N  G  T
D  R  O  E  B  Z  K  T  F  I  W  X  E  W  M  W  J  U  S
A  Y  I  V  I  J  M  F  I  B  H  U  A  A  G  M  L  B  P
Z  Z  L  E  T  M  A  F  L  Y  O  J  S  C  J  O  D  A  R
A  O  Y  N  T  A  R  W  E  S  L  C  U  K  Z  V  D  T  A
B  X  G  T  E  T  R  F  T  D  E  S  R  Y  O  E  W  Y  Y
B  S  N  R  R  U  I  H  O  B  B  I  E  S  F  V  O  W  H
U  N  D  E  P  R  E  S  S  E  D  M  H  Q  L  T  O  U  M
M  J  Q  A  Y  E  D  P  U  R  P  O  S  E  A  R  L  T  B
P  F  J  S  F  P  A  V  Z  Y  B  C  U  B  G  E  W  G  N
```

HOLISTIC, WACKY, MISS, MARRIED, ALLURING, FLAG, LADYBUG, COIL, HAMMER, BEE, MOVE, HOBBIES, PLEASURE, EVENT, SPRAY, DEPRESSED, PURPOSE, WOOL, UTTER, CUB, FILE, WHOLE, BITTER, BUMP, MATURE, GRAPE

```
A G V C F L A S H Y P A P H T T Q J Q Q
S B L N U L L K N J R E L I W M X W S A A
R F O B F P W F H Z E X A P O L I T E A A
Y G Z M W A E R D H T C N Q D Z G Z W D
L S T A R T G E S M E L T O Q Y S R Q Z
I U G T Z T O E T Z N U G R X G J K A V
C Q Z K L F P C S G D S P Z U S K W E T
E X M I P C S N O B B I S H C W K L D V
N L Y N S U S C R E W V B D A E R V Y V
S M J D E K Q U G R V E F K C E L N N A
E R E L U A I D N C E F U R T T X E L Y
X H G Y Z E N N E I G H B O R L Y J W H
S U S F G Z F C O P P E R S C U F R P Z
A W T S N J A N A I V E W S P G C N O H
M X Z L Z S M H Y D R A N T S F Z R I N
S M R B Z S O X L U X U R I A N T O S S
S Z P X U R U Q X T N T S F M P U W O H
F X E H Y B S H S R E M E M B E R U N T
R D J V T A W I V O T X L B I L L O W Y
Z L H M J S H L O P S I D E D Z W H E U
```

SNOBBISH, NEIGHBORLY, PRETEND, INFAMOUS, WET, POISON, HYDRANT, START, FREE, FLASHY, POLITE, KINDLY, EXCLUSIVE, BILLOWY, PLANT, SCREW, NAIVE, LUXURIANT, TWO, LICENSE, NULL, LOPSIDED, COPPER, REMEMBER, SWEET

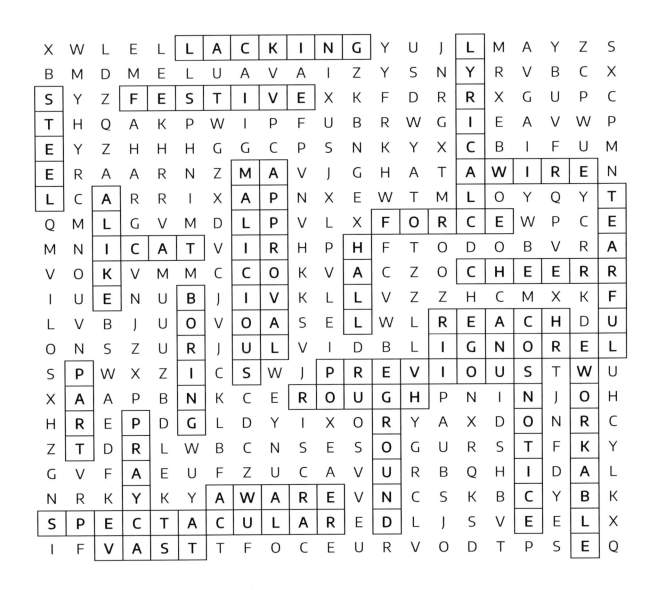

FESTIVE, WIRE, CAT, BORING, LYRICAL, AWARE, ALIKE, IGNORE, MALICIOUS, PREVIOUS, HALL, LACKING, PART, ROUGH, CHEER, FORCE, VAST, ROUND, APPROVAL, WORKABLE, SPECTACULAR, PRAY, REACH, NOTICE, TEARFUL, STEEL

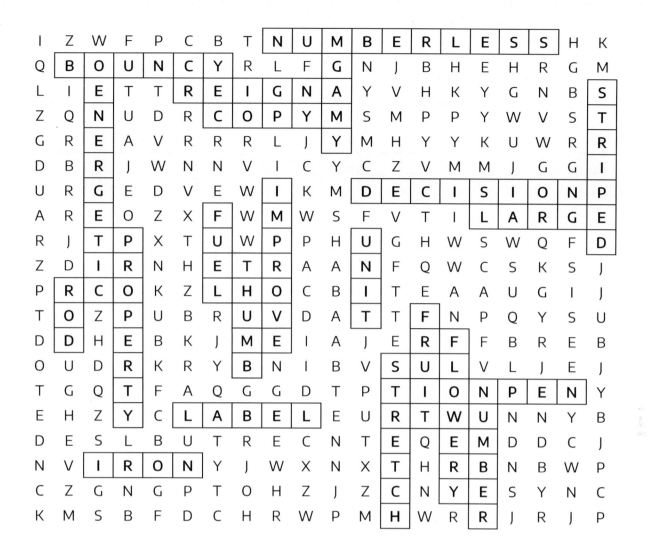

IRON, STRETCH, PEN, LABEL, DECISION, LARGE, REIGN, ENERGETIC, NUMBER, FRUIT, GAMY, UNIT, IMPROVE, BOUNCY, THUMB, COPY, NUMBERLESS, PROPERTY, FLOWERY, FUEL, ROD, STRIPED

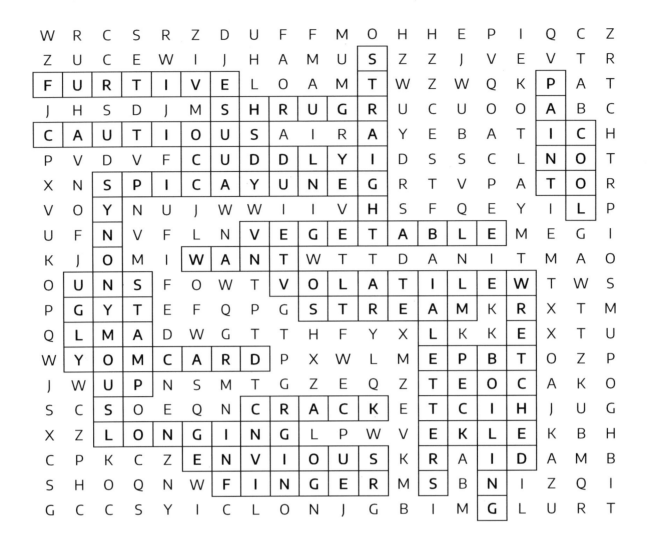

PAINT, WANT, VOLATILE, SYNONYMOUS, STRAIGHT, SHRUG, LETTERS,
FINGER, PICAYUNE, CRACK, STAMP, UGLY, FURTIVE, CAUTIOUS, BOILING,
VEGETABLE, CARD, LONGING, STREAM, ENVIOUS, PECK, WRETCHED, CUDDLY,
COOL

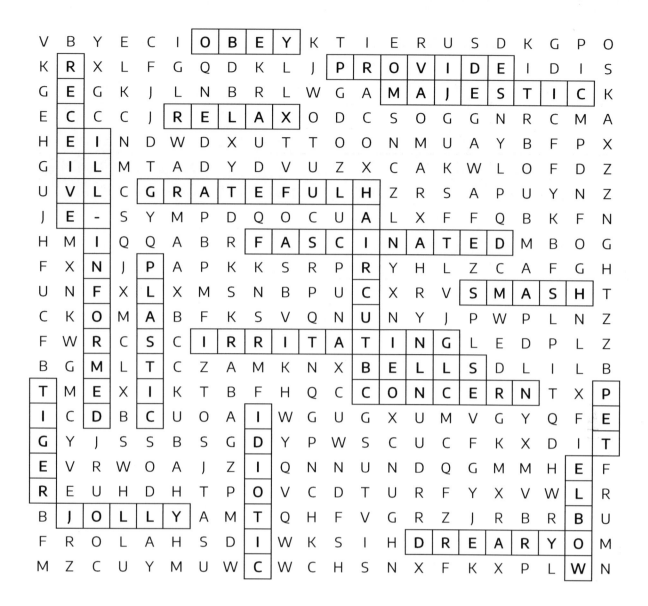

OBEY, FASCINATED, IDIOTIC, RELAX, JOLLY, SMASH, ELBOW, PLASTIC, PET, RECEIVE, CONCERN, DREARY, ILL-INFORMED, BELLS, PROVIDE, HAIRCUT, GRATEFUL, IRRITATING, MAJESTIC, TIGER

```
Q U M R W A L C Q Z R N Y D Z W L I
Y V T Q E O R D E R K H J G F Y E J
D T V B A Z L P L E A S A N T Z W P
Y U E J L G O D L Y D N Y B V F E Y
D L B K T C O U G H W Y R W J R Y Y
K E Z T H N G R E Y B E I B J F M R
M K K L Q F U P I F O B B I N J Q E
Q F X F Q K V U N A U I C O L O R S
D M N B M N V M C I N I B V D G M O
E R J O L S P L L C K T W A R L
I M E O M T T B U D E H C H U C Z U
S Q E T F D H T D D L K U R O H O T
O S E R I O U S E U G Q T O G H S E
R I F S U H X R O U T E K N F C K P
D P E P U S H E M V C J V E F J Y G
I K C Z F K A K G F T C F R L F A M
D N Z C D T J R M E A T E N B E P J
K D P H U Q R C J P J Z Y J J O T R
```

SORDID, ROUTE, ORDER, TEN, COUGH, FAIL, BOOT, INCLUDE, RESOLUTE,
COLOR, PUMP, PLEASANT, WEALTH, THRONE, BOUNCE, PUSH, CUT, WAR,
SERIOUS, GODLY, GREY

SUDOKU

#1

6	5	8		1		7	4	
	9		8	6		5		
	1					6		
	6	3	2		7			4
				9				
7			4					3
			1					5
	2		5					9
8	3					2		

#2

6	2	9			4			
8	3		6	5			1	
5	4	1	8					6
		4		6			2	7
		5					6	
	6		2	4		5		8
	7	2			3			9
	9	6	5	2	7			1
3	5		1	9	6			2

#3

	7	5	4	8	6			
	8		9	7	3			1
	4	3				7		6
						3	7	
8				5	7	6	9	4
	9	7	6	3	8	1		
	5			2	1		6	9
		4	8	6			5	
	2	9						7

#4

	9	3		8				
		5		9		8		2
8	2		4			1		
3			8	9			2	1
9	4					5		
	7	2			8			
2			4	7				8
1						7	4	
	5	9	8	3		6		

#5

			5				9	
			3		7		2	
5		8	4		9			6
	4	7					8	1
8							5	7
6	5		8			3	4	
2	7	5	6	9	4	8	1	3
4		6			5			
				2				4

#6

				9	7			
7	2	8		3				
							7	5
3	5	2	8	4	6			9
	4	1						
8			1					
		5						
	3		7	1	5		8	4
	6		2					1

#7

			5				3	
8	1	3	6		7	5		2
			2	1		3		
	8		4				7	1
	3					4		9
						9		
	7	5	3	9	2		4	
3	9			1		2	6	

#8

	8	5	4	3	6			
		4		2	1			
1		3		8		4		
6			7	3		5	4	
	5					3		
	3	1					8	9
	1	9	4					8
	2	6	8	9			5	
8	4	7	3	1	5		9	

#9

3	9	5	2	6	7	8		
	2		8			7		
					5	9		
7		4	1			2	3	6
	8	2					9	7
							8	
9	4	3	7	5				
		8	6	2		3	7	

#10

	8			5		6		3
		4	3					9
	9	3				4	7	
7			4	3		8		
8	4	2						
	1	5			2	7		
						2		
9			2					
5		6	9		1			8

#11

	7					6		
					9			
4	9	5	1				2	
			2	9	4		6	
5				6	1		8	2
		2				1		
6					2			
	8				3	7	1	
7	3		6	1		2		

#12

			6	1			5	3
1	9	4	8			6	7	
5	8	3			4		2	
	4			8				
9	6		5		2	4		8
	3		2		8			
		5	6		9		8	
		8	7	4			9	5

#13

8	7	6	9			2		
	1		7		8			
9								
	8		3			9		
	3	9		2		7	4	
7		1						
	9						1	
2				8			7	
					4		6	3

#14

		3		4	8			
7		5	2				6	
	8			5		1		
	6	9				7		
							9	
	5			1	6			
5	4			9	2		3	
			5	·			2	1
	2		1				4	

#15

2		5		7	4		6	9
8					2		4	
6		9				7		2
		2	7	4				8
			2		9	6		3
7						2		
	2	6		1	7	8	3	
		1		6		9		7
9	8				3			6

#16

	3			2			4	
	8	4		6		2		
2	1	9	7	4	5			3
							1	6
						7		2
	2	7			3		8	
		3		1				5
					7	1		
			2	8		6		7

#17

	7	5			6	3	8	
9								1
					3			
		9	3					4
		1				8		
	6			1			7	3
	9	3	2	7			1	5
5	8	4						
2	1	7		4		9		8

#18

			6					3
7		2		5			4	
				2				5
6				4				1
	2						3	
		8		3			9	2
	1		3	7			6	
			1	2		3		9
2		3	9	4				

#19

	9			2			5	
4	6		7	5			3	
					1			2
	2				3		4	5
5		7	6				1	
8		3		9		2		6
			5		6	1		
3	5							
					7	5		

#20

	6				9	1		
		2	6	8	7			5
		5			1		8	
	7					4	3	
9								
		6	3	5		2	9	
			2	7			1	4
				6			5	3
			1			9	2	

#21

	6		5	7	3			
					8		6	
8		1	6			2	7	
		2					3	
5		3		6		8		4
7		8	4	3	2			
9			8					6
		7						
1			3				8	

#22

	8		4	6	5	3	7	
3		5		7		1	8	
2	4	7	3		1	5	6	9
	7	2		5		6		
4	9	6		2	3	7		1
5		3	7	9	6			
	3		5		7	8	2	6
7			3	9			1	
6	5		2	1		9	3	7

#23

	5	9		7	1	2		
1	7			9				
8			5			9	7	
	8	3				6		5
5	9		8					2
6		1			5		3	9
				8		1		
2						3		7
9	6		3			5		

#24

7		6		3				
1	3		6			2		9
			8	1	7			
	1	9					4	
				2		9		1
5	4	3						
	7							2
9				2	1	4		
6			1			3		8

#25

	3	5						4
	9		8	5		2	1	
						8		
1		9			6	5		
								1
				9		7		2
5		8	3		9			6
9		7	1	8				5
			2		5			

#26

	6	3		2		8	5	
2		5		9				
			3	8		9		
5			2			7		
	3	2	7					
	7					1	2	6
7	2			3		6	9	5
		4						
3	9				1	2	4	

#27

4					2	7		1
		7			4			
6				8	3		4	9
3						9	1	
			3				6	
1		4				5		
	6	1	5		7			
					6	4	2	7

#28

		1		9		6	7	
5			1		6			
				2		3		
1	8			4				
				7				6
4	5							
	9		7	4	8			2
	6	8		3		4		
							3	

#29

7	8			4	6	9	2	3
	9			2			8	
			1	8				
3	1		6	7				9
4		7						2
8				1		3	7	6
7	4	5	9		1			8
				6	7	4		
6			2	5				

#30

8						3		
				3	9	1		8
	2	5			1			9
	3			4		8		6
4				8				
			9	7				
		2	7	5		6	4	
7					8			
1			6			4	2	

#31

8	5	1	2	6			7	
7	4			3		5	2	6
	6							
					9	1	5	7
	8	7			2	3	4	
	9	5					6	8
							3	1
		8				7		2
4	1					6		

#32

		1					6	
	8	6			3		1	4
2	4	3	6	1	7			
4		8	5	2				3
3	1		4			5	8	6
7			3	6		4		
1				3	2			
6			8	5		2	4	
	2				6		3	

6			7		5	2		4
4		7		3	6			9
		2		1				6
	4					1	2	
2		5	1					7
							5	8
								2
9		6	3			8	7	
		3		5			9	

			2				1	
	1						3	
9			8	4				
	3				4			9
			5	2				
						6	2	
	2	4	6	7		3	9	5
	7			9		2	8	
	8		2	5		1	6	

						7	3	
	1	2	9				4	
8								2
9					3	4		
	2	8						9
		6	5					
	7			6	1	8	2	
		3	7	8				4
			2	4	9			6

						6		
4			6	8		5	3	1
6		1					9	
			2		7		6	
				4	1			
3		4				2		9
		9		5		3		
1			7	2	4			
8							4	6

#37

			2	4	1	9	6	
					6			
6	7							
	9		8		5	2		
	4		3	6		7		9
		2		9			1	3
	8		6					
5	1					3	7	
		4				6	9	5

#38

						8	3	
	7							
			7		5	4		
			4	6		3	1	5
6	8	5		7				
			2					
	9		5	8		6	2	4
	6	4			2			
2	5	7	6			1		

#39

	8	1						
						8		
6		2		3	4			
1	4	5	7		6	3	2	
8				5				
		7			2			5
3	6		2	9			4	
		9	5			2		6
		4	3		7	1		

#40

3		9	4	2				
1		7	6				8	
2		5						4
			6		1			9
	1	2	5			8	3	
		3		7		4	1	
						9		8
	4	2				3	7	
	3					6	4	

#41

			7					
	3	9			8			
8	1		5					
9		3		5			4	
4	5		3			9		2
				8		5		7
		1	9		5	7		8
6				3				
			8	7	4		6	

#42

	7	8			3	5		
			8	2			7	
				6		8		2
	8	9		7			2	
	2		4		8	3		7
4	3			2				
8			7					9
7		5		1				8
3				8		7	4	

#43

	3					8	2	
2		1	8					
7					1		3	6
	7	4		2			8	
					7			
	9						4	
			9	4		5	1	2
	1	2		7				
6				8	2			

#44

	1			3		6		
	5		8		1	2	7	
2								
	9	7			3			
								1
4	3	1	6	2	5			
		2		7	8			
	4		9		6			
8	7	9	4			1	6	

#45

4				9	7	2		
				3	6		1	
		3	8	1			4	
		7	2		9			
2			7				5	
				8	5			
	4						2	6
8		9			1			
		5	6		4			1

#46

	6	4				5	9	
5	2	3			9	4		1
				2				
1			6	9		8		
9			7	8		2	1	
	3			4	1			9
4					8	6		
	8					1		4
6	1	2	4	7	5	9		8

#47

3				4		7	8	
	6	8	9			3		
					3	6		4
6	4		1	5	8	2		
2	8						1	
	1				2	6		
			2	1		3	5	
1			3		7	4	6	
	3				6	2	7	

#48

			5			9		
		1				3		2
6								4
			7	4		5		
	3	8		2	5			1
9			6	3			7	8
		6			7	4		
8	2			6				
	7					8	3	

#49

2	6		9	7	8			3
					3	1	7	
7		4						
		9	7	3		4	5	1
					9		8	
6	1	7	5	8		3	2	
		3	8					
4	5		3	9		2	1	
	8		4			7	3	

#50

6	8		9	4			3	
	5		1		6	4		
			2					8
	9	1	5	3			6	7
	4	6					1	3
7	2			1		5	8	
1	3	9			8			6
	7	5			1			
2	6	8		9				

#51

5					2		8	
		8			4		5	1
4			1		5			9
8	1					5	3	7
7								
	4		7		3	8		2
		7		2	9			5
	8	5	6	4	7	9		
2				3		7		

#52

6	7			2		1		4
		8	6	1			9	
	9		8	7				6
	1					6		9
2								1
5	4		9					
3			7		5			
	5		6	3	9	2		

#53

	5				9	1		
9			6		7		4	
	6	2			4	7		
2		5		4		6		1
			2			5		
8			9	6	5			
4		8		1			6	
1			7	8		2		4
			4	9	2	8		

#54

		1		2		7	9	8
				9	7	6		
		7				3		5
		5						
3				6				
6	8		3			2		
1			7	6		8		
	4	2				1		
		6	1					2

#55

		5			4	7	2	
				1	2	3	5	
3		8						6
	6	1				4		
	9	2	1		7			
4								1
7	5			9			3	2
2						1	9	4
		9		3				

#56

	8				4		6	
4		2			6		7	8
		7			3			
	2		4	7		8	5	
	5		6			4		7
	7		3			6		
2				4	5			
	5					1		
	3				7	5		9

#57

2		6	5		1			
9		5	4	3		2		
							8	1
	7				9		8	3
5							6	
6		8		4				7
	6							
	9		1		2			8
		3				1		9

#58

2								
4	7	9		2		1	8	
6			3	1				
		7		8			1	
			1					8
						3	7	5
3				5		8	2	
		6	2	9		5		
						1	7	4

#59

	9							6
	1	5			2		4	9
6	3	2	9	4				1
		4	8		9			
3		9						
	5						9	
		3		2	5		8	4
								2
2		7		3	8			

#60

7	2	5						9
			2		7			
	1	6	9		5	2		
	6			8	4		9	
							6	
4		2					8	7
2	7			1	3	9		
		1	6	5				
							3	

#61

5	4	9		6			8	7
		7		3	5	6		
3		6		8		5	2	9
2			7		8			
			5	2			3	
	7							2
7	3			4		9		
				7	3	2		8
	8		2					3

#62

	9							
	8			4	6	9		
	3		8		7		6	
4	2	8	3	7	5	6	1	
	6		4		8			7
		7			2		8	
						1	7	
			1		3			
	1		7	8		2		6

#63

	6		4		8	3	5	
	9			3	6	2		4
5				7	2			6
2					5	1		
	1							2
						8		
3	2	8	6			4		
7	5				4	6		8
6			3		7	5	2	

#64

	9		2					6
5	8	6	1			3	7	
			6					
	4	7					3	
	1						9	
		9	7		5			
		4	5	2	6	8		
9				1			2	6
6			9		7	5		

#65

						1	8	
		6		4				3
1	8		5		3	4		7
							7	
	6			3	1	5		
		5	4			8		2
			9	8			3	
5	3			1		7	9	
8		2	3	7				

#66

			2		9			
1				3			2	
				4		9	7	
	6	1		7	5			
	9						3	5
		2	4					
	7		9	2			8	4
	1	8				2		
			5			3		

#67

		4	9			2	3	
		2			8			5
6					2		1	
	8			9				
4	6				7		9	
			1	2		6	7	8
3				4	1			6
							4	
			5			9		1

#68

		1	7		4	6		
6		7		9	2		3	4
			8		3			7
	3	9			6		7	
			4		9		8	
1			3		8			
4		6						
9		3		8	1			
			6	4			2	9

#69

	9	5	6				1	4
4				1				
6				5		9		7
		1	3		5			
9		6		4			3	
		3				4	6	8
							4	
1	5		7		6			
		2	5	8				9

#70

7	4	3	9	5		6		
	9	8				5	4	
						9		
8		2			3	1		
	7				5		9	
	6		4	1				
			8			9		
	8	5	3	7				
	1	7		2				

#71

5	1						4	
				2			8	
			6		4	1		
8			2					
4			3		1		2	6
	3					5	9	1
1								9
7	4		5			3	6	
			7	9	3		1	

#72

6	5		4					7
	4		1	2		9		5
8	1					3		6
				9		6		3
9							2	
	7				2	8		4
7	9		2		1		6	
	6			7	9			
	3							9

#73

3				2	4			1
8			5	6			9	3
	1	9						
1				5		8		
9				4	3		6	2
		4	2					7
		2			5	9		6
	8						7	5
							2	

#74

		7	6			2		
		8		4	3			
					1			6
4				8				
	7	1		3	5		6	
			4	6		1	9	
8		2		9			4	7
7	6			8				
		4	5	7	2	6	8	

#75

		7		6		4		
9	4			3		2	7	
					1		8	
2			7			3		8
						1	6	
1			6					
	9		5		3			2
5	8			9	7	6		3
							9	

#76

1		2	7		6			
			8	2		6	1	5
	8			3		7	4	2
3		8	6				5	
		5	4		1	2	7	
2	4		9		3			6
	3	1		9	7		6	4
7	2		5		8		3	1
	6							7

#77

		5	1	4		6	7	8
1			9		6	3	2	5
	6			8	2	4		
	9		3			2		
				9	7		6	
3	7	2	6	5			4	
2	5			6		7		
		7	4	3			1	
		1			9			

#78

8			6	7	4			5
		3				6		4
4			5	9	3			
1	8		3	6	7		4	
6		4				1		
				1				6
		1						9
		9	2	4				1
	2							

#79

6	9	8		2			7	
		5			4	6	3	1
	1		6		5	8		
		9				4		6
			1	2		7		
5	3		7	4	6	9		2
			1			2		
				3				
1	4		2		7			5

#80

7				8			4	3
			5				9	6
		5		4	9			7
1			8	5	2		7	4
		3		7			5	1
			1	9				2
5				1	8		2	9
2			9		4			5
			2			1		

						7	8	
		7		8			4	
6				7		3		
8			2	1		6		4
1	2					5	7	
	3			6	5		1	8
		5	1					3
		1	5				2	
	4		7	2			9	

	5		3					
7	8	1						
4			9			1	5	
		7	4	5	8	9		
	4	6	1			5		
			6				4	3
		8		4	3	2		1
1	9	2	8	6			7	4
	7	4						5

5		8			6			3
		2		7	4		8	1
7					8	6	2	5
6	9		7		2			8
	2						9	
				9	1		7	
8	7		2				1	9
2		1		5				7
9						2		

	4		5	6	7			
				1	2		6	
6						1	4	
	3	9		4			2	1
						5		4
				3	8			
4						3		
3	5	1					8	2
2		6					1	

#85

6	1	7	2	9				
5			3				8	
					4	1		
		3	9	4				
2	5	9		6	1			4
4	6	1	5	7				
					5		3	
		6				8	2	
			8	9			1	

#86

	3				6			
1		7			3	4		2
					2		7	6
		8						7
9	4		5		7			
		2					1	
		3		4		2		9
			2			7		
			9		5			4

#87

		8				6	3	2
								9
4	3							
8			6					
	6	4	8		2	7	1	
			5			2		
			2		5			7
		3					2	1
	8	9	4	1				

#88

	7		9			5	3	2
			4	2				6
6						9	1	
		7	6	1			9	
	4				7		2	8
9			3		2			
2				7	4			
7	9				8		4	3
		5					6	

#89

		4			2			
	6		9	7	1			
	9		8					7
9			3	8			4	
	2				4	7		5
		6		5		8		
			7				8	3
2	5	7						6
4	8							2

#90

	2	4		3	8			1
						3		
9			5					
6					4	1	3	
3						4	8	7
								6
	1	5	3	4			9	
	3	9	8	1	5	2		
		8	2					3

#91

		9	4	5	6		2	
	4		7					8
		7	8				4	
7			6		4			
	5	1					6	
		6	5	9				
			3			7	9	
1				4		5		

#92

			6	2	5		9	
6		5			8			
						8		
4				3		6		
		8		4	7			
9			8				4	
	1		9		3			6
3				6		4	7	1
		6				2	3	

#93

			2			4		5
9	2			3			8	
	4		5			9	3	
				1				
		4				2	1	
	6							9
2		6				5		
	5	9		6		8		7
4	3	8	9					1

#94

1	7		3	8			6	4
				5		1	3	
3	8	4	1			5	7	
	3							
		9			8	7	5	3
			7	2	3			
					1	4		
9		1	5		6		8	7
	6			9			1	

#95

4				3		1		
	2	6				3		5
3		5				4	7	
2	6	3	5	1	8	7		
7	4	1			6	2	5	
	5	9						
				5	9			
	1				3			
			1	7			3	

#96

	4	2		8	1	3	7	5
1	7		2		3			
8		3	6	7				
7			5		9	6	1	3
			8					
		1	7	3	6	5	8	2
2				9	8		5	
3		7		6				
			4			8		6

#97

7				5	6		8	
	3					5		4
	5			8				
		2		6		3		1
1					4			
			5		9		4	7
		6			8			
2			1	7	5			6
	8	7	6	4	2			

#98

		2			3	9	7	
9	3	5				4		6
1	7	6	8		9	5	2	
			9	8			6	5
6		4		3			1	
		8	7				4	9
3				9	8			2
	2					6		
5			6		2		3	4

#99

	5				3			8
	4			5			2	
	2	3			7			4
		2				3	6	
3			1		5		4	
	9		4					7
2	6			9	4			
5					1			
9			8			4		

#100

		6			4	7		3
	3			8	6		1	
		8			1	2		
			1			5	9	
4	1				7	8		
5	7			9	3			
					8	1		9
						6		5
		1	2	7	5			

#101

	7				2			9
			4			2		
	8	2	5		6			
3			2			5	4	
7				4		3	9	
	2		7					8
2		7		6	1	9		4
	4			2			3	
		5					2	6

#102

1				8	4	9	5	3
					2	4		7
	8		3			6		
5	1		9		8		3	
2	9						7	
			2	7				9
	6							
8		1						4
7		3						

#103

1	3	9	4	8	2			
	6			3	9		4	2
			5	1		8	9	3
	5			7		2	8	
	1			9	4		7	5
7	8		6		5	9	1	4
	2						3	
8		5	1	6	3			
3	9	7			8		6	

#104

2	9		6	3	1	7		
6	5	3	7	9				
7	1				8	3		6
		9	5	4				
3		5	9	1		4	2	8
1	4	2		8	6		7	9
	8		1		9	6	3	
			4	6	5		8	7
	2					9		

#105

7					9	8		6
9	2			4				5
					2		9	7
3				5		2		
		1					6	
8		5			1			
4			1	7		9	5	
	8		6		5			
			3		4			1

#106

	7	5			4	1	6	
		6						4
		1		9		2	8	
					3	8		5
	8	2	7		5			1
			2	4			7	
4			6		2			
1	3			8				

#107

		3					1	
	2		1		6	9	5	3
			7	5		2		
6				7	1			9
7							8	
	3	5	8	6	9		4	
		4	5			6		
			6			4	7	
1		6	2					

#108

	9	1			8			
2		6	3					4
	4			7		6		
1		4				7	2	
7						3	6	9
4			8					
5	1			2		4		6
				5		2		

#109

	6				1			7
9					2	3		
			3	8			6	
1	8				4			5
	2		5	9				1
	5	3	7					2
		1			3	7	4	6
7	3	6		5				
8								

#110

8	4					3		6
	3							
7		2						
	1				2			3
		5		7				4
			8		6	2	5	
		4		3		7		9
1	7						3	
	6		2	5	7			

#111

		5		4		8	7	9
	6		2	5	9	3	4	1
			1	7				5
			4	2	3	9	6	8
			6		7		5	3
3	4			9	5	2	1	7
6	7	2			1			4
	1		5		2		3	
		3	7					9

#112

		8		1		3		
		5	2	7	3			9
2	1	3	8		9			
			6	5			8	7
	5	7			8	2		3
						1		
	2		1		5			8
		6		3		9		1
4								

#113

1	3							
		4		1	2			
					5			
				8	3	7		5
6	9		5	4			3	
	8			9		4		
9	4		1			2		7
7			9		8			
3	1				4		5	6

#114

				9		7		3
			6					
	2	6						8
			2		7	1	9	
1			4		9	3	5	2
		2			1	4		7
	1	8				5		
	7			5			3	
4	3			7				9

#115

	5	8		6	2			7
	2		7				6	
	3	7		1			2	
	4							5
		5	1	2	4	6		
		6					4	9
1		4	3	8	9	5		2
	7	2		5	6			
	8							6

#116

		5	4		7	6		
1	8				5			
		2						1
7				8		5		
5			4	3		2		8
6	2	8					3	
			8			7		
						3		
	1		7	6			2	

#117

		1	4					
2					3	1		
	9							8
						6	2	
				4				3
	5		3	8			1	
	3				4	9		
	7	4	8		1			
	1		6	3		5	8	

#118

	4	8	5	1	3	7		
			7				2	1
	1	6		9	2	8		
3	5				6	1		
	7		3		4			
		9		8			5	
		2	6		1			3
4	6	7	2		5			
1			8		9			6

#119

4			1			5		
1	6	7		3		4	2	8
	8		4		7			
		2			9	8	7	
			6	7	2	3	4	
						6		
			5		1	7		
			7		8			3
	5	8	2				6	9

#120

		3					4	
9	8						5	
4				2	8			9
1				4				8
			3		1			
	7	9		2		1		
		8	7					
3	6		2		9			5
			1			4	2	

#121

3	1		5	2	9	6		7
							4	2
	2	8	4	6	3	1	5	
5		7			8	2		
4	3	2			6	8	1	
1				4	5			
2	7	5		1				
8	4	3						
9				5				

#122

6		9		8	2		7	4
5	8			4			2	
			3	9				
	6		9				3	
7				6		9		1
			7	1			8	
3			2			7		8
9				8			5	
			1					2

#123

				8				6
5						2	3	
3		1				4		
	3		2	9				
		5		6				3
		9	3					
		6				7		
	1	7	8	5	4			
2							8	9

#124

6		9		8			1	
1					3		9	
	7	5	9				8	
				4		9		1
			8			7		
			2		1			4
			6	7	4			9
	6	1	5					8
7		2			8	5		

#125

		6						3
			5	8	6			
				9		7		
			8		2			7
7	8							
3						4		
	2	8	7		4		9	
4	7		6		5			1
	6	1						

#126

	1		9		4		8	2
	9			3			5	
	2		8	6		9	1	
4		1		8			3	9
7						8	4	1
		2				6		
3		8		4				7
	4					3		
		6				5		

#127

			3	1				
	4		9	8		6	2	
8								
7					9		3	
		2			6			
4			7	3		8		
5	7		1	2			6	
			6				4	
	6	3	4				5	1

#128

			2	1				
6	8			9			4	
9			6			3	5	
	6	2			1			9
			7		4	5		
	4		3	2		8	7	
4		8	1	3	2		9	
				8				
	1		9					

#129

9			3	5			1	
			8				7	9
3		8	4	9	1			
5	4			2	6	9		3
	3	1	5		9			
	9	2					6	
7		9						2
			2	3				
				7	5	8	4	

#130

						3	7	
	4	7	1		6	8		
	6	9			7			
9		6					5	
	1			9	5			
			6					
7	9		8		1			5
						4	9	
6		8	9			7		

#131

2		5	1	8		4	9	6
	7					8		2
	1	8	4			7	3	5
	4	1	2					3
3	2	9		7		1	5	8
5	6				3		4	
	9				8	3	6	1
1	5	3				9	8	4
		4	9			5	2	

#132

5	8			3	9	7	6	
	7	9				4	1	
				2			5	9
9			4			6		
1		6						
			9				7	
7	4	5				1	3	
3	9	2	6					
			5				9	4

#133

	6	9		1			2	3
			3	8				
	8		9	6				
	3		1	4	8			2
					6		1	8
	7				9	4		
	4	7	8		1		6	5
3		1	6	2	4			
	9							1

#134

4				2		7	8	
	7		8				2	
				7	6		9	
			1	8		3	5	
3	5	8	7	6	4		1	
			3	9				
			1	8				
8	3	7				5		1
	1		6		7	3		

#135

		6			3		2	
9	2	7	1			4		
			2	7			6	
1	8			4	9			2
2		3		5	7	1		
					2			
			7					
	9					3	1	4
8	5	4		3				

#136

	5			6		9		
	6				4			3
	3			9	7	4		
	9		7			6	2	8
	2		4					
		7					5	4
6	4	5						
					5			
8				3	1			

#137

		6			9			7
4		7				3	2	
8		5						
				8		9		
3		1	9	6	7			
	6	8				4		
			8	7		5	9	4
5	7					3	2	
					4	7		

#138

5	6			3			7	1
			7	9	6	8	3	
9				8		2		
				1		3	4	9
			8	2	3	6	5	
							8	2
2	8	3	4	5			9	
6	5	1	9				2	
7	9					5		8

#139

		6						
5		2	9					
				8	5	4	3	
	2	8	4	5	1	3		
4	3						2	1
	1		2	6		5		4
	6	4			8	9		3
	7				4		1	
			3	1				

#140

								9
		1			8		5	3
3				1	7	6		
				8			6	2
		3					9	7
		5	7		4	8		
9			5	7	1		2	
6				2	3			
			9					

#141

					4	5	1	9
4		9						
1	6	5		3		4		
				8	7		9	6
6			4	5			3	
	3		9			7		
			5		3	9		7
9					1	6	4	3

#142

				2		6		
	5		6	4			1	
3	6	9					4	
		8						
7			1					6
	4	5		9	8		3	
4		1		6	5	3		
			4	1		8		
						2		

#143

4			1		3		2	8
				8	5		6	
5	8				9			
9	2						4	
1	5	4	6	2			9	3
7	3	6	9				5	
		5	7		2	6	8	9
6		2						
		1		5	6	4		

#144

	6			5			7	
			3	7	9			
					1		9	4
			6	8	3	7		
		7		2		5	3	
		1	5				6	8
	3		8					7
		5						2
2			7		5	1		

#145

		1	6	9				3
	5							6
2	6	4		7				
			4	6	7	3		
		3						2
	1	8			9	7		
	3					5		
4					1		2	
9		6	7		5		3	8

#146

			8	1	7			
	7							
8	6		3					9
4					1			2
	9		6	5		1		7
					9			8
6		2	5		8			
		3	1	7		6		5
	1			6		9		

#147

	4			1			7	6
						3	9	
9	8				7	2	4	5
						4	2	
2			1	3			5	7
4		5		2	9			8
8	2							
1			5	9		6		
5	9				1		3	

#148

1		4			3			8
		2						1
	5	6			7			
	7	1			5	3		
9			2	4			5	
				7	9			
			5	2		6	9	
	9		3					
		5		1	6			2

#149

7	8		1		2	9		
						2		
	1							5
1				7				
6		7	2				9	
2	4				1	7		
	2			5	8			7
5	7		6				3	
		6		9			2	1

#150

8	6					5	4	1
4			8	5		3	7	6
		5	6	1		2		8
		7	2	3	6	4		5
	4	6	8	5	1			7
		1	4					
	7		5	9	8		3	2
5				6		7		
				4	3		5	

#151

6				5	2		8	9
8	7	3		9				5
	9	5	8		3			
1	2			7	5	8	3	
9	6	8					5	2
	3	7			6	1		4
	1			4	7		2	
	5			2	8	9		
	8	2			9	6	7	3

#152

7								
5		6		8			4	
	9				4			7
4						7	1	
	5	8	7	2				4
2	1		3					9
1	4			3				
8	3				9		7	5
6		9			5			

#153

							9	3
		3		6		7		4
5				3	7	2		
	5	9	3					2
			9	8				
4		7		1				
9	3			4				
6	1		7		3			
		8	5				6	

#154

		3			8			6
4	6				3			
		5	2	9				3
7		9						2
2			9	6	4			7
	5					8	9	
		7	6				8	9
	9	6		4				
3			5			2	6	

#155

			3	6			5	8
		5	7	8	2		1	
	8		5	4			9	
9				3				6
5	4							9
	6	3	9			5		
	2	8	1		3	9	4	
1		7	4	9		3	8	
			2	7	8	1	6	5

#156

2	8		9					5
	6	3	5	7	2			4
		4	1					
	9		6					
4	1	8		2			3	
3	2	6		9				7
8	4	2			9	7		
5	7			1	6		8	3
				7			2	

#157

	4		1		7	5		
5					4	6	7	
	7		8				1	
4	6					9	3	
			4	6		7		
		7		3			2	
7		3						
9		6		3	2	8		
	2						6	

#158

3			7		4		9	5
	4		6				8	7
			8	1		2		4
	5	6	1	4		9		3
			9	5				
						7		
8				6			7	
			3		2		6	
				7		4	1	

#159

	7	6	8		1		4	
3						7	1	
			2	6			8	
	9	1	4					3
	3						5	
5		8				2		
8				7		1	3	
		5	3	6	4		2	8
				8	6			

#160

8				3	7	9		
3		7	8	5			4	
				4				8
		8		1		5		
		3	5	8	9	1		
5	2			7		8	9	3
2		5	4			7		
					5	4	3	9
		9				2		1

Solutions

#1

6	5	8	9	1	3	7	4	2
2	9	7	8	6	4	5	3	1
3	1	4	7	2	5	6	9	8
1	6	3	2	8	7	9	5	4
5	4	2	3	9	1	8	7	6
7	8	9	4	5	6	1	2	3
9	7	6	1	3	2	4	8	5
4	2	1	5	7	8	3	6	9
8	3	5	6	4	9	2	1	7

#2

6	2	9	7	1	4	3	8	5
8	3	7	6	5	2	9	1	4
5	4	1	8	3	9	2	7	6
9	8	4	3	6	5	1	2	7
2	1	5	9	7	8	4	6	3
7	6	3	2	4	1	5	9	8
1	7	2	4	8	3	6	5	9
4	9	6	5	2	7	8	3	1
3	5	8	1	9	6	7	4	2

#3

1	7	5	4	8	6	9	3	2
2	8	6	9	7	3	5	4	1
9	4	3	5	1	2	7	8	6
5	6	1	2	9	4	3	7	8
8	3	2	1	5	7	6	9	4
4	9	7	6	3	8	1	2	5
3	5	8	7	2	1	4	6	9
7	1	4	8	6	9	2	5	3
6	2	9	3	4	5	8	1	7

#4

6	9	3	2	8	1	4	5	7
4	1	5	6	9	7	8	3	2
8	2	7	4	5	3	1	9	6
3	6	8	9	7	5	2	1	4
9	4	1	3	6	2	5	7	8
5	7	2	1	4	8	3	6	9
2	3	4	7	1	6	9	8	5
1	8	6	5	2	9	7	4	3
7	5	9	8	3	4	6	2	1

#5

7	3	4	5	6	2	1	9	8
1	6	9	3	8	7	4	2	5
5	2	8	4	1	9	7	3	6
9	4	7	2	5	3	6	8	1
8	1	3	9	4	6	2	5	7
6	5	2	8	7	1	3	4	9
2	7	5	6	9	4	8	1	3
4	8	6	1	3	5	9	7	2
3	9	1	7	2	8	5	6	4

#6

5	1	4	6	9	7	8	3	2
7	2	8	5	3	1	4	9	6
6	9	3	4	2	8	1	7	5
3	5	2	8	4	6	7	1	9
9	4	1	3	7	2	5	6	8
8	7	6	1	5	9	2	4	3
1	8	5	9	6	4	3	2	7
2	3	9	7	1	5	6	8	4
4	6	7	2	8	3	9	5	1

#7

4	2	7	1	5	9	8	3	6
8	1	3	6	4	7	5	9	2
9	5	6	2	8	3	7	1	4
7	6	4	9	2	1	3	8	5
2	8	9	4	3	5	6	7	1
5	3	1	8	7	6	4	2	9
1	4	2	7	6	8	9	5	3
6	7	5	3	9	2	1	4	8
3	9	8	5	1	4	2	6	7

#8

2	8	5	4	3	6	9	7	1
9	7	4	5	2	1	8	6	3
1	6	3	7	8	9	4	2	5
6	9	8	1	7	3	5	4	2
4	5	2	9	6	8	3	1	7
7	3	1	2	5	4	6	8	9
5	1	9	6	4	2	7	3	8
3	2	6	8	9	7	1	5	4
8	4	7	3	1	5	2	9	6

#9

3	9	5	2	6	7	8	1	4
4	2	6	8	9	1	7	5	3
8	7	1	3	4	5	9	6	2
7	5	4	1	8	9	2	3	6
1	8	2	4	3	6	5	9	7
6	3	9	5	7	2	1	4	8
2	6	7	9	1	3	4	8	5
9	4	3	7	5	8	6	2	1
5	1	8	6	2	4	3	7	9

#10

1	8	7	4	5	9	6	2	3
6	5	4	3	2	7	1	8	9
2	9	3	6	1	8	4	7	5
7	6	9	1	4	3	8	5	2
8	4	2	7	6	5	9	3	1
3	1	5	8	9	2	7	6	4
4	3	1	5	8	6	2	9	7
9	7	8	2	3	4	5	1	6
5	2	6	9	7	1	3	4	8

#11

3	7	8	4	2	5	6	9	1
1	2	6	8	3	9	4	7	5
4	9	5	1	7	6	3	2	8
8	1	3	2	9	4	5	6	7
5	4	7	3	6	1	9	8	2
9	6	2	5	8	7	1	4	3
6	5	1	7	4	2	8	3	9
2	8	4	9	5	3	7	1	6
7	3	9	6	1	8	2	5	4

#12

8	7	2	4	6	1	9	5	3
1	9	4	8	3	5	6	7	2
3	5	6	9	2	7	8	4	1
5	8	3	1	9	4	7	2	6
2	4	7	3	8	6	5	1	9
9	6	1	5	7	2	4	3	8
7	3	9	2	5	8	1	6	4
4	2	5	6	1	9	3	8	7
6	1	8	7	4	3	2	9	5

#13

8	7	6	9	4	1	2	3	5
5	1	2	7	3	8	6	9	4
9	4	3	6	5	2	1	8	7
4	8	5	3	1	7	9	2	6
6	3	9	8	2	5	7	4	1
7	2	1	4	6	9	3	5	8
3	9	8	5	7	6	4	1	2
2	6	4	1	8	3	5	7	9
1	5	7	2	9	4	8	6	3

#14

6	1	3	7	4	8	2	5	9
7	9	5	2	3	1	4	6	8
2	8	4	6	5	9	1	7	3
8	6	9	3	2	5	7	1	4
1	3	2	4	8	7	5	9	6
4	5	7	9	1	6	3	8	2
5	4	1	8	9	2	6	3	7
3	7	8	5	6	4	9	2	1
9	2	6	1	7	3	8	4	5

#15

2	1	5	8	7	4	3	6	9
8	7	3	6	9	2	5	4	1
6	4	9	3	5	1	7	8	2
3	6	2	7	4	5	1	9	8
1	5	4	2	8	9	6	7	3
7	9	8	1	3	6	2	5	4
4	2	6	9	1	7	8	3	5
5	3	1	4	6	8	9	2	7
9	8	7	5	2	3	4	1	6

#16

7	3	6	9	2	8	5	4	1
5	8	4	3	6	1	2	7	9
2	1	9	7	4	5	8	6	3
9	5	8	4	7	2	3	1	6
3	4	1	8	9	6	7	5	2
6	2	7	1	5	3	9	8	4
8	7	3	6	1	9	4	2	5
4	6	2	5	3	7	1	9	8
1	9	5	2	8	4	6	3	7

#17

1	7	5	4	9	6	3	8	2
9	3	2	8	5	7	6	4	1
8	4	6	1	2	3	5	9	7
7	5	9	3	8	2	1	6	4
3	2	1	7	6	4	8	5	9
4	6	8	5	1	9	2	7	3
6	9	3	2	7	8	4	1	5
5	8	4	9	3	1	7	2	6
2	1	7	6	4	5	9	3	8

#18

8	5	4	6	1	7	9	2	3
7	9	2	8	5	3	1	4	6
3	6	1	2	9	4	8	7	5
6	3	9	4	8	2	7	5	1
1	2	7	5	6	9	4	3	8
5	4	8	7	3	1	6	9	2
9	1	5	3	7	8	2	6	4
4	7	6	1	2	5	3	8	9
2	8	3	9	4	6	5	1	7

#19

1	9	8	3	2	4	6	5	7
4	6	2	7	5	8	9	3	1
7	3	5	9	6	1	4	8	2
6	2	9	1	7	3	8	4	5
5	4	7	6	8	2	3	1	9
8	1	3	4	9	5	2	7	6
2	7	4	5	3	6	1	9	8
3	5	6	8	1	9	7	2	4
9	8	1	2	4	7	5	6	3

#20

8	6	4	5	3	9	1	7	2
1	9	2	6	8	7	3	4	5
7	3	5	4	2	1	6	8	9
5	7	8	9	6	2	4	3	1
9	2	3	7	1	4	5	6	8
4	1	6	3	5	8	2	9	7
6	5	9	2	7	3	8	1	4
2	4	1	8	9	6	7	5	3
3	8	7	1	4	5	9	2	6

#21

2	6	4	5	7	3	1	9	8
3	7	9	2	1	8	4	6	5
8	5	1	6	9	4	2	7	3
6	4	2	1	8	5	9	3	7
5	1	3	7	6	9	8	2	4
7	9	8	4	3	2	6	5	1
9	3	5	8	2	1	7	4	6
4	8	7	9	5	6	3	1	2
1	2	6	3	4	7	5	8	9

#22

9	8	1	4	6	5	3	7	2
3	6	5	9	7	2	1	8	4
2	4	7	3	8	1	5	6	9
8	7	2	1	5	4	6	9	3
4	9	6	8	2	3	7	5	1
5	1	3	7	9	6	2	4	8
1	3	9	5	4	7	8	2	6
7	2	8	6	3	9	4	1	5
6	5	4	2	1	8	9	3	7

#23

3	5	9	4	7	1	2	6	8
1	7	6	2	9	8	4	5	3
8	4	2	5	3	6	9	7	1
7	8	3	1	2	9	6	4	5
5	9	4	8	6	3	7	1	2
6	2	1	7	4	5	8	3	9
4	3	5	9	8	7	1	2	6
2	1	8	6	5	4	3	9	7
9	6	7	3	1	2	5	8	4

#24

7	5	6	2	3	9	1	8	4
1	3	8	6	5	4	2	7	9
4	9	2	8	1	7	6	5	3
2	1	9	7	6	3	8	4	5
8	6	7	5	4	2	9	3	1
5	4	3	1	9	8	7	2	6
3	7	4	9	8	6	5	1	2
9	8	5	3	2	1	4	6	7
6	2	1	4	7	5	3	9	8

#25

8	3	5	9	1	2	6	7	4
6	9	4	8	5	7	2	1	3
7	1	2	6	4	3	8	5	9
1	7	9	4	2	6	5	3	8
2	5	6	7	3	8	4	9	1
4	8	3	5	9	1	7	6	2
5	2	8	3	7	9	1	4	6
9	6	7	1	8	4	3	2	5
3	4	1	2	6	5	9	8	7

#26

9	6	3	1	2	4	8	5	7
2	8	5	6	9	7	4	1	3
1	4	7	3	8	5	9	6	2
5	1	8	2	4	6	7	3	9
6	3	2	7	1	9	5	8	4
4	7	9	8	5	3	1	2	6
7	2	1	4	3	8	6	9	5
8	5	4	9	6	2	3	7	1
3	9	6	5	7	1	2	4	8

#27

4	3	9	6	5	2	7	8	1
8	2	7	9	1	4	6	3	5
6	1	5	7	8	3	2	4	9
3	8	6	4	7	5	9	1	2
5	7	2	3	9	1	8	6	4
1	9	4	2	6	8	5	7	3
2	6	1	5	4	7	3	9	8
9	5	8	1	3	6	4	2	7
7	4	3	8	2	9	1	5	6

#28

8	2	1	4	9	3	6	7	5
5	4	3	1	7	6	2	8	9
6	7	9	8	2	5	3	1	4
1	8	7	2	6	4	5	9	3
9	3	2	5	1	7	8	4	6
4	5	6	3	8	9	7	2	1
3	9	5	7	4	8	1	6	2
2	6	8	9	3	1	4	5	7
7	1	4	6	5	2	9	3	8

#29

1	7	8	5	4	6	9	2	3
5	9	4	7	2	3	6	8	1
2	3	6	1	8	9	7	5	4
3	1	2	6	7	8	5	4	9
4	6	7	3	9	5	8	1	2
8	5	9	4	1	2	3	7	6
7	4	5	9	3	1	2	6	8
9	2	1	8	6	7	4	3	5
6	8	3	2	5	4	1	9	7

#30

8	9	1	4	2	7	3	6	5
6	7	4	5	3	9	1	2	8
3	2	5	8	6	1	4	7	9
5	3	7	1	4	2	8	9	6
4	6	9	3	8	5	7	1	2
2	1	8	9	7	6	5	3	4
9	8	2	7	5	3	6	4	1
7	4	6	2	1	8	9	5	3
1	5	3	6	9	4	2	8	7

#31

8	5	1	2	6	4	9	7	3
7	4	9	8	3	1	5	2	6
2	6	3	9	7	5	8	1	4
3	2	4	6	8	9	1	5	7
6	8	7	1	5	2	3	4	9
1	9	5	7	4	3	2	6	8
9	7	6	5	2	8	4	3	1
5	3	8	4	1	6	7	9	2
4	1	2	3	9	7	6	8	5

#32

5	7	1	8	9	4	3	6	2
9	8	6	2	5	3	7	1	4
2	4	3	6	1	7	8	9	5
4	6	8	5	2	1	9	7	3
3	1	2	4	7	9	5	8	6
7	5	9	3	6	8	4	2	1
1	9	4	7	3	2	6	5	8
6	3	7	1	8	5	2	4	9
8	2	5	9	4	6	1	3	7

#33

6	3	1	7	9	5	2	8	4
4	8	7	2	3	6	5	1	9
5	9	2	8	1	4	7	3	6
7	4	8	5	6	9	1	2	3
2	6	5	1	8	3	9	4	7
3	1	9	4	2	7	6	5	8
1	5	4	9	7	8	3	6	2
9	2	6	3	4	1	8	7	5
8	7	3	6	5	2	4	9	1

#34

5	4	8	2	3	7	9	1	6
7	1	2	5	9	6	4	3	8
9	6	3	8	4	1	5	7	2
2	3	1	7	6	4	8	5	9
8	9	6	1	5	2	7	4	3
4	7	5	9	8	3	6	2	1
1	2	4	6	7	8	3	9	5
6	5	7	3	1	9	2	8	4
3	8	9	4	2	5	1	6	7

#35

6	9	4	8	5	2	7	3	1
5	1	2	9	3	7	6	4	8
8	3	7	4	1	6	9	5	2
9	5	1	6	2	3	4	8	7
3	2	8	1	7	4	5	6	9
7	4	6	5	9	8	2	1	3
4	7	9	3	6	1	8	2	5
2	6	3	7	8	5	1	9	4
1	8	5	2	4	9	3	7	6

#36

5	3	8	4	1	9	6	2	7
4	9	7	6	8	2	5	3	1
6	2	1	3	7	5	4	9	8
9	8	5	2	3	7	1	6	4
2	7	6	9	4	1	8	5	3
3	1	4	5	6	8	2	7	9
7	4	9	8	5	6	3	1	2
1	6	3	7	2	4	9	8	5
8	5	2	1	9	3	7	4	6

#37

3	5	8	2	4	1	9	6	7
4	2	9	7	3	6	8	5	1
6	7	1	5	8	9	4	3	2
7	9	3	8	1	5	2	4	6
1	4	5	3	6	2	7	8	9
8	6	2	4	9	7	5	1	3
9	8	7	6	5	3	1	2	4
5	1	6	9	2	4	3	7	8
2	3	4	1	7	8	6	9	5

#38

5	4	2	9	6	1	8	3	7
9	7	6	4	3	8	2	5	1
3	1	8	7	2	5	4	9	6
7	2	9	8	4	6	3	1	5
6	8	5	1	7	3	9	4	2
4	3	1	2	5	9	7	6	8
1	9	3	5	8	7	6	2	4
8	6	4	3	1	2	5	7	9
2	5	7	6	9	4	1	8	3

#39

5	8	1	6	2	9	4	7	3
4	9	3	1	7	5	8	6	2
6	7	2	8	3	4	9	5	1
1	4	5	7	8	6	3	2	9
8	2	6	9	5	3	7	1	4
9	3	7	4	1	2	6	8	5
3	6	8	2	9	1	5	4	7
7	1	9	5	4	8	2	3	6
2	5	4	3	6	7	1	9	8

#40

3	8	9	1	4	2	7	6	5
1	4	7	5	6	9	2	8	3
2	6	5	3	7	8	1	9	4
4	7	8	6	3	1	5	2	9
6	1	2	9	5	4	8	3	7
9	5	3	8	2	7	4	1	6
7	2	6	4	1	3	9	5	8
5	9	4	2	8	6	3	7	1
8	3	1	7	9	5	6	4	2

#41

5	6	4	7	2	1	8	9	3
7	3	9	6	4	8	2	1	5
8	1	2	5	9	3	6	7	4
9	8	3	2	5	7	1	4	6
4	5	7	3	1	6	9	8	2
1	2	6	4	8	9	5	3	7
3	4	1	9	6	5	7	2	8
6	7	8	1	3	2	4	5	9
2	9	5	8	7	4	3	6	1

#42

2	7	8	9	4	3	5	6	1
9	5	6	8	2	1	4	7	3
1	4	3	5	6	7	8	9	2
5	8	9	3	7	6	1	2	4
6	2	1	4	9	8	3	5	7
4	3	7	1	5	2	9	8	6
8	6	4	7	3	5	2	1	9
7	9	5	2	1	4	6	3	8
3	1	2	6	8	9	7	4	5

#43

9	3	5	7	6	4	8	2	1
2	6	1	8	3	9	7	5	4
7	4	8	2	5	1	9	3	6
1	7	4	6	2	5	3	8	9
8	2	3	4	9	7	1	6	5
5	9	6	3	1	8	2	4	7
3	8	7	9	4	6	5	1	2
4	1	2	5	7	3	6	9	8
6	5	9	1	8	2	4	7	3

#44

7	1	4	2	3	9	6	5	8
9	5	3	8	6	1	2	7	4
2	8	6	5	4	7	3	1	9
5	9	7	1	8	3	4	2	6
6	2	8	7	9	4	5	3	1
4	3	1	6	2	5	8	9	7
1	6	2	3	7	8	9	4	5
3	4	5	9	1	6	7	8	2
8	7	9	4	5	2	1	6	3

#45

4	1	6	5	9	7	2	3	8
9	8	2	4	3	6	5	1	7
5	7	3	8	1	2	6	4	9
1	5	7	2	4	9	8	6	3
2	9	8	7	6	3	1	5	4
6	3	4	1	8	5	7	9	2
7	4	1	9	5	8	3	2	6
8	6	9	3	2	1	4	7	5
3	2	5	6	7	4	9	8	1

#46

8	6	4	3	1	7	5	9	2
5	2	3	8	6	9	4	7	1
7	9	1	2	5	4	3	8	6
1	7	5	6	9	2	8	4	3
9	4	6	7	8	3	2	1	5
2	3	8	5	4	1	7	6	9
4	5	9	1	3	8	6	2	7
3	8	7	9	2	6	1	5	4
6	1	2	4	7	5	9	3	8

#47

3	9	2	6	4	5	7	8	1
4	6	8	9	7	1	3	5	2
7	5	1	8	2	3	6	9	4
6	4	3	1	5	8	2	7	9
2	8	7	4	6	9	5	1	3
5	1	9	7	3	2	4	6	8
8	7	6	2	1	4	9	3	5
1	2	5	3	9	7	8	4	6
9	3	4	5	8	6	1	2	7

#48

2	4	3	5	1	6	9	8	7
5	8	1	4	7	9	3	6	2
6	9	7	2	8	3	1	5	4
1	6	2	7	4	8	5	9	3
7	3	8	9	2	5	6	4	1
9	5	4	6	3	1	2	7	8
3	1	6	8	9	7	4	2	5
8	2	5	3	6	4	7	1	9
4	7	9	1	5	2	8	3	6

#49

2	6	1	9	7	8	5	4	3
5	9	8	2	4	3	1	7	6
7	3	4	6	1	5	8	9	2
8	2	9	7	3	6	4	5	1
3	4	5	1	2	9	6	8	7
6	1	7	5	8	4	3	2	9
1	7	3	8	5	2	9	6	4
4	5	6	3	9	7	2	1	8
9	8	2	4	6	1	7	3	5

#50

6	8	2	9	4	7	1	3	5
3	5	7	1	8	6	4	2	9
9	1	4	2	5	3	6	7	8
8	9	1	5	3	4	2	6	7
5	4	6	8	7	2	9	1	3
7	2	3	6	1	9	5	8	4
1	3	9	4	2	8	7	5	6
4	7	5	3	6	1	8	9	2
2	6	8	7	9	5	3	4	1

#51

5	7	1	9	6	2	3	8	4
9	2	8	3	7	4	6	5	1
4	3	6	1	8	5	2	7	9
8	1	2	4	9	6	5	3	7
7	5	3	2	1	8	4	9	6
6	4	9	7	5	3	8	1	2
3	6	7	8	2	9	1	4	5
1	8	5	6	4	7	9	2	3
2	9	4	5	3	1	7	6	8

#52

6	7	5	9	2	3	1	8	4
4	3	8	5	6	1	7	9	2
1	9	2	8	7	4	5	3	6
7	1	3	4	8	2	6	5	9
2	8	9	3	5	6	4	7	1
5	4	6	1	9	7	8	2	3
9	6	7	2	1	8	3	4	5
3	2	1	7	4	5	9	6	8
8	5	4	6	3	9	2	1	7

#53

7	5	4	8	3	9	1	2	6
9	8	1	6	2	7	3	4	5
3	6	2	1	5	4	7	9	8
2	9	5	3	4	8	6	7	1
6	4	3	2	7	1	5	8	9
8	1	7	9	6	5	4	3	2
4	2	8	5	1	3	9	6	7
1	3	9	7	8	6	2	5	4
5	7	6	4	9	2	8	1	3

#54

4	5	1	6	2	3	7	9	8
2	3	8	5	9	7	6	4	1
9	6	7	8	4	1	3	2	5
7	2	5	1	8	9	4	6	3
3	1	4	7	6	2	5	8	9
6	8	9	3	5	4	2	1	7
1	9	3	2	7	6	8	5	4
8	4	2	9	3	5	1	7	6
5	7	6	4	1	8	9	3	2

#55

6	1	5	3	8	4	7	2	9
9	7	4	6	1	2	3	5	8
3	2	8	9	7	5	4	1	6
5	6	1	8	2	3	9	4	7
8	9	2	1	4	7	5	6	3
4	3	7	5	6	9	2	8	1
7	5	6	4	9	1	8	3	2
2	8	3	7	5	6	1	9	4
1	4	9	2	3	8	6	7	5

#56

3	8	9	7	1	4	2	6	5
4	1	2	5	9	6	3	7	8
5	6	7	8	2	3	9	1	4
6	2	3	4	7	9	8	5	1
9	5	1	6	8	2	4	3	7
8	7	4	3	5	1	6	9	2
2	9	6	1	4	5	7	8	3
7	4	5	9	3	8	1	2	6
1	3	8	2	6	7	5	4	9

#57

2	8	6	5	7	1	3	9	4
9	1	5	4	3	8	2	7	6
3	4	7	2	9	6	8	5	1
4	7	1	6	2	9	5	8	3
5	3	9	8	1	7	4	6	2
6	2	8	3	4	5	9	1	7
1	6	2	9	8	3	7	4	5
7	9	4	1	5	2	6	3	8
8	5	3	7	6	4	1	2	9

#58

2	1	3	8	4	9	6	5	7
4	7	9	5	2	6	1	8	3
6	5	8	3	1	7	2	9	4
5	6	7	4	8	3	9	1	2
9	3	2	1	7	5	4	6	8
1	8	4	9	6	2	3	7	5
3	9	1	7	5	4	8	2	6
7	4	6	2	9	8	5	3	1
8	2	5	6	3	1	7	4	9

#59

4	9	8	3	5	1	2	7	6
7	1	5	6	8	2	3	4	9
6	3	2	9	4	7	8	5	1
1	7	4	8	6	9	5	2	3
3	2	9	5	7	4	6	1	8
8	5	6	2	1	3	4	9	7
9	6	3	7	2	5	1	8	4
5	8	1	4	9	6	7	3	2
2	4	7	1	3	8	9	6	5

#60

7	2	5	8	3	1	6	4	9
9	4	3	2	6	7	5	1	8
8	1	6	9	4	5	2	7	3
5	6	7	1	8	4	3	9	2
1	8	9	3	7	2	4	6	5
4	3	2	5	9	6	1	8	7
2	7	8	4	1	3	9	5	6
3	9	1	6	5	8	7	2	4
6	5	4	7	2	9	8	3	1

#61

5	4	9	1	6	2	3	8	7
8	2	7	9	3	5	6	1	4
3	1	6	4	8	7	5	2	9
2	5	3	7	1	8	4	9	6
9	6	8	5	2	4	7	3	1
4	7	1	3	9	6	8	5	2
7	3	2	8	4	1	9	6	5
1	9	5	6	7	3	2	4	8
6	8	4	2	5	9	1	7	3

#62

6	9	4	2	3	1	7	5	8
7	8	1	5	4	6	9	3	2
2	3	5	8	9	7	4	6	1
4	2	8	3	7	5	6	1	9
3	6	9	4	1	8	5	2	7
1	5	7	9	6	2	3	8	4
8	4	2	6	5	9	1	7	3
9	7	6	1	2	3	8	4	5
5	1	3	7	8	4	2	9	6

#63

1	6	2	4	9	8	3	5	7
8	9	7	5	3	6	2	1	4
5	3	4	1	7	2	9	8	6
2	8	6	7	4	5	1	9	3
9	1	5	8	6	3	7	4	2
4	7	3	9	2	1	8	6	5
3	2	8	6	5	9	4	7	1
7	5	9	2	1	4	6	3	8
6	4	1	3	8	7	5	2	9

#64

4	9	3	2	7	8	1	5	6
5	8	6	1	4	9	3	7	2
1	7	2	6	5	3	9	8	4
2	4	7	8	9	1	6	3	5
3	1	5	4	6	2	7	9	8
8	6	9	7	3	5	4	2	1
7	3	4	5	2	6	8	1	9
9	5	8	3	1	4	2	6	7
6	2	1	9	8	7	5	4	3

#65

4	2	3	6	9	7	1	8	5
7	5	6	1	4	8	9	2	3
1	8	9	5	2	3	4	6	7
9	4	1	8	5	2	3	7	6
2	6	8	7	3	1	5	4	9
3	7	5	4	6	9	8	1	2
6	1	7	9	8	5	2	3	4
5	3	4	2	1	6	7	9	8
8	9	2	3	7	4	6	5	1

#66

7	8	6	2	1	9	5	4	3
1	4	9	5	3	7	8	2	6
2	5	3	6	4	8	9	7	1
8	6	1	3	7	5	4	9	2
4	9	7	1	8	2	6	3	5
5	3	2	4	9	6	7	1	8
6	7	5	9	2	3	1	8	4
3	1	8	7	6	4	2	5	9
9	2	4	8	5	1	3	6	7

#67

8	1	4	9	6	5	2	3	7
9	3	2	7	1	8	4	6	5
6	7	5	4	3	2	8	1	9
2	8	7	3	9	6	1	5	4
4	6	1	8	5	7	3	9	2
5	9	3	1	2	4	6	7	8
3	5	9	2	4	1	7	8	6
1	2	8	6	7	9	5	4	3
7	4	6	5	8	3	9	2	1

#68

3	8	1	7	5	4	6	9	2
6	5	7	1	9	2	8	3	4
2	9	4	8	6	3	1	5	7
8	3	9	5	2	6	4	7	1
7	6	5	4	1	9	2	8	3
1	4	2	3	7	8	9	6	5
4	2	6	9	3	5	7	1	8
9	7	3	2	8	1	5	4	6
5	1	8	6	4	7	3	2	9

#69

2	9	5	6	7	8	3	1	4
4	3	7	2	1	9	8	5	6
6	1	8	4	5	3	9	2	7
8	4	1	3	6	5	7	9	2
9	2	6	8	4	7	5	3	1
5	7	3	9	2	1	4	6	8
7	8	9	1	3	2	6	4	5
1	5	4	7	9	6	2	8	3
3	6	2	5	8	4	1	7	9

#70

7	4	3	9	5	8	6	1	2
6	9	8	2	1	7	5	4	3
5	2	1	4	3	6	7	8	9
8	5	2	6	9	3	1	7	4
1	7	4	8	2	5	3	9	6
3	6	9	7	4	1	8	2	5
2	3	6	1	8	4	9	5	7
4	8	5	3	7	9	2	6	1
9	1	7	5	6	2	4	3	8

#71

5	1	8	9	3	7	6	4	2
3	6	4	1	2	5	9	8	7
9	7	2	6	8	4	1	3	5
8	5	1	2	6	9	4	7	3
4	9	7	3	5	1	8	2	6
2	3	6	4	7	8	5	9	1
1	2	3	8	4	6	7	5	9
7	4	9	5	1	2	3	6	8
6	8	5	7	9	3	2	1	4

#72

6	5	9	4	8	3	2	1	7
3	4	7	1	2	6	9	8	5
8	1	2	9	5	7	3	4	6
1	2	4	7	9	8	6	5	3
9	8	6	3	4	5	7	2	1
5	7	3	6	1	2	8	9	4
7	9	5	2	3	1	4	6	8
4	6	1	8	7	9	5	3	2
2	3	8	5	6	4	1	7	9

#73

3	5	6	9	2	4	7	8	1
8	4	7	5	6	1	2	9	3
2	1	9	7	3	8	6	5	4
1	2	3	6	5	7	8	4	9
9	7	8	1	4	3	5	6	2
5	6	4	2	8	9	1	3	7
4	3	2	8	7	5	9	1	6
6	8	1	4	9	2	3	7	5
7	9	5	3	1	6	4	2	8

#74

1	4	7	6	5	9	2	3	8
6	2	8	7	4	3	9	1	5
9	3	5	8	2	1	4	7	6
4	9	6	2	1	8	7	5	3
2	7	1	9	3	5	8	6	4
5	8	3	4	6	7	1	9	2
8	5	2	1	9	6	3	4	7
7	6	9	3	8	4	5	2	1
3	1	4	5	7	2	6	8	9

#75

8	5	7	9	6	2	4	3	1
9	4	1	8	3	5	2	7	6
6	2	3	4	7	1	9	8	5
2	6	9	7	1	4	3	5	8
4	7	5	3	2	8	1	6	9
1	3	8	6	5	9	7	2	4
7	9	6	5	4	3	8	1	2
5	8	2	1	9	7	6	4	3
3	1	4	2	8	6	5	9	7

#76

1	5	2	7	4	6	3	9	8
4	7	3	8	2	9	6	1	5
9	8	6	1	3	5	7	4	2
3	1	8	6	7	2	4	5	9
6	9	5	4	8	1	2	7	3
2	4	7	9	5	3	1	8	6
5	3	1	2	9	7	8	6	4
7	2	4	5	6	8	9	3	1
8	6	9	3	1	4	5	2	7

#77

9	2	5	1	4	3	6	7	8
1	4	8	9	7	6	3	2	5
7	6	3	5	8	2	4	9	1
5	9	6	3	1	4	2	8	7
8	1	4	2	9	7	5	6	3
3	7	2	6	5	8	1	4	9
2	5	9	8	6	1	7	3	4
6	8	7	4	3	5	9	1	2
4	3	1	7	2	9	8	5	6

#78

8	1	2	6	7	4	3	9	5
9	5	3	1	8	2	6	7	4
4	7	6	5	9	3	2	1	8
1	8	5	3	6	7	9	4	2
6	9	4	8	2	5	1	3	7
2	3	7	4	1	9	5	8	6
5	4	1	7	3	6	8	2	9
3	6	9	2	4	8	7	5	1
7	2	8	9	5	1	4	6	3

#79

6	9	8	3	2	1	5	7	4
7	2	5	8	9	4	6	3	1
4	1	3	6	7	5	8	2	9
2	7	9	5	3	8	4	1	6
8	6	4	9	1	2	7	5	3
5	3	1	7	4	6	9	8	2
3	5	7	1	6	9	2	4	8
9	8	2	4	5	3	1	6	7
1	4	6	2	8	7	3	9	5

#80

7	9	2	6	8	1	5	4	3
3	4	1	5	2	7	8	9	6
6	8	5	3	4	9	2	1	7
1	6	9	8	5	2	3	7	4
8	2	3	4	7	6	9	5	1
4	5	7	1	9	3	6	8	2
5	3	6	7	1	8	4	2	9
2	1	8	9	3	4	7	6	5
9	7	4	2	6	5	1	3	8

#81

4	9	3	6	5	1	7	8	2
5	1	7	3	8	2	9	4	6
6	8	2	4	7	9	3	5	1
8	5	9	2	1	7	6	3	4
1	2	6	8	4	3	5	7	9
7	3	4	9	6	5	2	1	8
2	7	5	1	9	4	8	6	3
9	6	1	5	3	8	4	2	7
3	4	8	7	2	6	1	9	5

#82

6	5	9	3	7	1	4	8	2
7	8	1	5	2	4	6	3	9
4	2	3	9	8	6	1	5	7
2	3	7	4	5	8	9	1	6
9	4	6	1	3	7	5	2	8
8	1	5	6	9	2	7	4	3
5	6	8	7	4	3	2	9	1
1	9	2	8	6	5	3	7	4
3	7	4	2	1	9	8	6	5

#83

5	1	8	9	2	6	7	4	3
3	6	2	5	7	4	9	8	1
7	4	9	1	3	8	6	2	5
6	9	3	7	4	2	1	5	8
1	2	7	3	8	5	4	9	6
4	8	5	6	9	1	3	7	2
8	7	4	2	6	3	5	1	9
2	3	1	4	5	9	8	6	7
9	5	6	8	1	7	2	3	4

#84

1	4	3	5	6	7	2	9	8
9	8	5	4	1	2	7	6	3
6	2	7	8	3	9	1	4	5
8	3	9	7	4	5	6	2	1
7	1	2	9	8	6	5	3	4
5	6	4	1	2	3	8	7	9
4	7	8	2	9	1	3	5	6
3	5	1	6	7	4	9	8	2
2	9	6	3	5	8	4	1	7

#85

6	1	7	2	9	8	5	4	3
5	9	4	3	1	6	7	8	2
8	3	2	7	5	4	1	6	9
7	8	3	9	4	2	6	5	1
2	5	9	8	6	1	3	7	4
4	6	1	5	7	3	2	9	8
1	7	8	4	2	5	9	3	6
9	4	6	1	3	7	8	2	5
3	2	5	6	8	9	4	1	7

#86

2	3	4	7	9	6	5	8	1
1	6	7	8	5	3	4	9	2
5	8	9	4	1	2	3	7	6
3	5	8	1	2	9	6	4	7
9	4	1	5	6	7	8	2	3
6	7	2	3	8	4	9	1	5
7	1	3	6	4	8	2	5	9
4	9	5	2	3	1	7	6	8
8	2	6	9	7	5	1	3	4

#87

9	1	8	7	5	4	6	3	2
6	7	5	3	2	8	1	4	9
4	3	2	1	6	9	5	7	8
8	2	1	6	7	3	9	5	4
5	6	4	8	9	2	7	1	3
3	9	7	5	4	1	2	8	6
1	4	6	2	3	5	8	9	7
7	5	3	9	8	6	4	2	1
2	8	9	4	1	7	3	6	5

#88

8	7	4	9	1	6	5	3	2
5	1	9	4	2	3	7	8	6
6	3	2	7	8	5	9	1	4
3	2	7	8	6	1	4	9	5
1	4	6	5	9	7	3	2	8
9	5	8	3	4	2	6	7	1
2	6	3	1	7	4	8	5	9
7	9	1	6	5	8	2	4	3
4	8	5	2	3	9	1	6	7

#89

7	3	4	5	6	2	1	9	8
8	6	2	9	7	1	3	5	4
5	9	1	8	4	3	6	2	7
9	7	5	3	8	6	2	4	1
3	2	8	1	9	4	7	6	5
1	4	6	2	5	7	8	3	9
6	1	9	7	2	5	4	8	3
2	5	7	4	3	8	9	1	6
4	8	3	6	1	9	5	7	2

#90

5	2	4	9	3	8	6	7	1
1	8	6	4	2	7	3	5	9
9	7	3	5	6	1	8	4	2
6	9	2	7	8	4	1	3	5
3	5	1	6	9	2	4	8	7
8	4	7	1	5	3	9	2	6
2	1	5	3	4	6	7	9	8
7	3	9	8	1	5	2	6	4
4	6	8	2	7	9	5	1	3

#91

3	8	9	4	5	6	1	2	7
6	4	2	7	1	9	3	5	8
5	1	7	8	3	2	6	4	9
9	6	4	1	8	5	2	7	3
7	3	8	6	2	4	9	1	5
2	5	1	9	7	3	8	6	4
8	7	6	5	9	1	4	3	2
4	2	5	3	6	8	7	9	1
1	9	3	2	4	7	5	8	6

#92

8	3	1	6	2	5	7	9	4
6	4	5	7	9	8	3	1	2
7	9	2	3	1	4	8	6	5
4	2	7	1	3	9	6	5	8
1	6	8	5	4	7	9	2	3
9	5	3	8	6	2	1	4	7
2	1	4	9	7	3	5	8	6
3	8	9	2	5	6	4	7	1
5	7	6	4	8	1	2	3	9

#93

8	1	3	2	9	6	4	7	5
9	2	5	4	3	7	1	8	6
6	4	7	5	8	1	9	3	2
5	8	2	7	1	9	3	6	4
7	9	4	6	5	3	2	1	8
3	6	1	8	2	4	7	5	9
2	7	6	1	4	8	5	9	3
1	5	9	3	6	2	8	4	7
4	3	8	9	7	5	6	2	1

#94

1	7	5	3	8	2	9	6	4
2	9	6	4	5	7	1	3	8
3	8	4	1	6	9	5	7	2
6	3	7	9	4	5	8	2	1
4	2	9	6	1	8	7	5	3
5	1	8	7	2	3	6	4	9
8	5	3	2	7	1	4	9	6
9	4	1	5	3	6	2	8	7
7	6	2	8	9	4	3	1	5

#95

4	7	8	2	3	5	1	6	9
1	2	6	9	4	7	3	8	5
3	9	5	8	6	1	4	7	2
2	6	3	5	1	8	7	9	4
7	4	1	3	9	6	2	5	8
8	5	9	7	2	4	6	1	3
6	3	7	4	5	9	8	2	1
9	1	2	6	8	3	5	4	7
5	8	4	1	7	2	9	3	6

#96

6	4	2	9	8	1	3	7	5
1	7	9	2	5	3	4	6	8
8	5	3	6	7	4	1	2	9
7	2	8	5	4	9	6	1	3
5	3	6	8	1	2	9	4	7
4	9	1	7	3	6	5	8	2
2	6	4	3	9	8	7	5	1
3	8	7	1	6	5	2	9	4
9	1	5	4	2	7	8	3	6

#97

7	2	4	9	5	6	1	8	3
9	3	8	7	2	1	5	6	4
6	5	1	4	8	3	7	2	9
4	9	2	8	6	7	3	5	1
1	7	5	2	3	4	6	9	8
8	6	3	5	1	9	2	4	7
5	1	6	3	9	8	4	7	2
2	4	9	1	7	5	8	3	6
3	8	7	6	4	2	9	1	5

#98

8	4	2	5	6	3	9	7	1
9	3	5	1	7	2	4	8	6
1	7	6	8	4	9	5	2	3
7	1	3	9	8	4	2	6	5
6	9	4	2	3	5	8	1	7
2	5	8	7	1	6	3	4	9
3	6	7	4	9	8	1	5	2
4	2	1	3	5	7	6	9	8
5	8	9	6	2	1	7	3	4

#99

7	5	9	2	4	3	6	1	8
1	4	6	9	5	8	7	2	3
8	2	3	6	1	7	5	9	4
4	1	2	7	8	9	3	6	5
3	7	8	1	6	5	2	4	9
6	9	5	4	3	2	1	8	7
2	6	7	5	9	4	8	3	1
5	8	4	3	2	1	9	7	6
9	3	1	8	7	6	4	5	2

#100

1	9	6	5	2	4	7	8	3
2	3	5	7	8	6	9	1	4
7	4	8	9	3	1	2	5	6
6	8	3	1	4	2	5	9	7
4	1	9	6	5	7	8	3	2
5	7	2	8	9	3	4	6	1
3	5	7	4	6	8	1	2	9
8	2	4	3	1	9	6	7	5
9	6	1	2	7	5	3	4	8

#101

5	7	4	1	3	2	6	8	9
6	9	3	4	8	7	2	1	5
1	8	2	5	9	6	4	7	3
3	6	8	2	1	9	5	4	7
7	5	1	6	4	8	3	9	2
4	2	9	7	5	3	1	6	8
2	3	7	8	6	1	9	5	4
8	4	6	9	2	5	7	3	1
9	1	5	3	7	4	8	2	6

#102

1	7	2	6	8	4	9	5	3
3	5	6	1	9	2	4	8	7
4	8	9	3	5	7	6	1	2
5	1	7	9	4	8	2	3	6
2	9	4	5	3	6	8	7	1
6	3	8	2	7	1	5	4	9
9	6	5	4	1	3	7	2	8
8	2	1	7	6	5	3	9	4
7	4	3	8	2	9	1	6	5

#103

1	3	9	4	8	2	6	5	7
5	6	8	7	3	9	1	4	2
4	7	2	5	1	6	8	9	3
9	5	4	3	7	1	2	8	6
2	1	6	8	9	4	3	7	5
7	8	3	6	2	5	9	1	4
6	2	1	9	5	7	4	3	8
8	4	5	1	6	3	7	2	9
3	9	7	2	4	8	5	6	1

#104

2	9	8	6	3	1	7	5	4
6	5	3	7	9	4	8	1	2
7	1	4	2	5	8	3	9	6
8	7	9	5	4	2	1	6	3
3	6	5	9	1	7	4	2	8
1	4	2	3	8	6	5	7	9
4	8	7	1	2	9	6	3	5
9	3	1	4	6	5	2	8	7
5	2	6	8	7	3	9	4	1

#105

7	1	4	5	3	9	8	2	6
9	2	8	7	4	6	1	3	5
6	5	3	8	1	2	4	9	7
3	6	9	4	5	7	2	1	8
2	7	1	9	8	3	5	6	4
8	4	5	2	6	1	3	7	9
4	3	6	1	7	8	9	5	2
1	8	2	6	9	5	7	4	3
5	9	7	3	2	4	6	8	1

#106

8	7	5	3	2	4	1	6	9
2	9	6	8	7	1	5	3	4
3	4	1	5	9	6	2	8	7
7	6	4	9	1	3	8	2	5
9	8	2	7	6	5	3	4	1
5	1	3	2	4	8	9	7	6
4	5	9	6	3	2	7	1	8
6	2	8	1	5	7	4	9	3
1	3	7	4	8	9	6	5	2

#107

5	6	3	9	4	2	7	1	8
4	2	7	1	8	6	9	5	3
9	8	1	7	5	3	2	6	4
6	4	8	3	7	1	5	2	9
7	1	9	4	2	5	3	8	6
2	3	5	8	6	9	1	4	7
8	9	4	5	1	7	6	3	2
3	5	2	6	9	8	4	7	1
1	7	6	2	3	4	8	9	5

#108

3	9	1	4	6	8	5	7	2
2	7	6	3	5	9	8	1	4
8	4	5	1	7	2	6	9	3
1	3	4	5	9	6	7	2	8
6	2	9	7	8	3	1	4	5
7	5	8	2	1	4	3	6	9
4	6	2	8	3	1	9	5	7
5	1	3	9	2	7	4	8	6
9	8	7	6	4	5	2	3	1

#109

3	6	8	9	4	1	5	2	7
9	1	5	6	7	2	3	8	4
2	7	4	3	8	5	1	6	9
1	8	9	2	3	4	6	7	5
4	2	7	5	9	6	8	3	1
6	5	3	7	1	8	4	9	2
5	9	1	8	2	3	7	4	6
7	3	6	4	5	9	2	1	8
8	4	2	1	6	7	9	5	3

#110

8	4	1	7	9	5	3	2	6
9	3	6	4	2	1	8	7	5
7	5	2	6	8	3	4	9	1
6	1	7	5	4	2	9	8	3
2	8	5	3	7	9	6	1	4
4	9	3	8	1	6	2	5	7
5	2	4	1	3	8	7	6	9
1	7	8	9	6	4	5	3	2
3	6	9	2	5	7	1	4	8

#111

1	2	5	3	4	6	8	7	9
8	6	7	2	5	9	3	4	1
9	3	4	1	7	8	6	2	5
7	5	1	4	2	3	9	6	8
2	9	8	6	1	7	4	5	3
3	4	6	8	9	5	2	1	7
6	7	2	9	3	1	5	8	4
4	1	9	5	8	2	7	3	6
5	8	3	7	6	4	1	9	2

#112

9	7	8	5	1	4	3	2	6
6	4	5	2	7	3	8	1	9
2	1	3	8	6	9	5	7	4
3	9	2	6	5	1	4	8	7
1	5	7	4	9	8	2	6	3
8	6	4	3	2	7	1	9	5
7	2	9	1	4	5	6	3	8
5	8	6	7	3	2	9	4	1
4	3	1	9	8	6	7	5	2

#113

1	3	6	4	7	9	5	2	8
8	5	4	3	1	2	6	7	9
2	7	9	8	6	5	1	4	3
4	2	1	6	8	3	7	9	5
6	9	7	5	4	1	8	3	2
5	8	3	2	9	7	4	6	1
9	4	5	1	3	6	2	8	7
7	6	2	9	5	8	3	1	4
3	1	8	7	2	4	9	5	6

#114

8	4	1	5	9	2	7	6	3
7	9	3	6	1	8	2	4	5
5	2	6	7	3	4	9	1	8
3	8	4	2	5	7	1	9	6
1	6	7	4	8	9	3	5	2
9	5	2	3	6	1	4	8	7
6	1	8	9	2	3	5	7	4
2	7	9	8	4	5	6	3	1
4	3	5	1	7	6	8	2	9

#115

4	5	8	9	6	2	3	1	7
9	2	1	7	4	3	8	6	5
6	3	7	8	1	5	9	2	4
2	4	3	6	9	8	7	5	1
7	9	5	1	2	4	6	8	3
8	1	6	5	3	7	2	4	9
1	6	4	3	8	9	5	7	2
3	7	2	4	5	6	1	9	8
5	8	9	2	7	1	4	3	6

#116

9	3	5	4	1	7	6	8	2
1	8	7	6	2	5	9	4	3
4	6	2	8	3	9	7	5	1
7	4	3	2	6	8	5	1	9
5	9	1	7	4	3	2	6	8
6	2	8	5	9	1	4	3	7
2	5	9	3	8	4	1	7	6
8	7	6	1	5	2	3	9	4
3	1	4	9	7	6	8	2	5

#117

3	6	1	4	2	8	7	9	5
2	8	5	9	7	3	1	4	6
4	9	7	1	6	5	2	3	8
8	4	3	5	1	9	6	2	7
1	2	9	7	4	6	8	5	3
7	5	6	3	8	2	4	1	9
6	3	8	2	5	4	9	7	1
5	7	4	8	9	1	3	6	2
9	1	2	6	3	7	5	8	4

#118

2	4	8	5	1	3	7	6	9
5	9	3	7	6	8	4	2	1
7	1	6	4	9	2	8	3	5
3	5	4	9	2	6	1	8	7
8	7	1	3	5	4	6	9	2
6	2	9	1	8	7	3	5	4
9	8	2	6	4	1	5	7	3
4	6	7	2	3	5	9	1	8
1	3	5	8	7	9	2	4	6

#119

4	2	9	1	8	6	5	3	7
1	6	7	9	3	5	4	2	8
3	8	5	4	2	7	9	1	6
6	4	2	3	5	9	8	7	1
8	9	1	6	7	2	3	4	5
5	7	3	8	1	4	6	9	2
2	3	6	5	9	1	7	8	4
9	1	4	7	6	8	2	5	3
7	5	8	2	4	3	1	6	9

#120

7	1	3	9	8	5	6	4	2
9	8	2	4	6	7	3	5	1
4	5	6	1	3	2	8	7	9
1	3	5	6	7	4	2	9	8
8	2	4	3	9	1	5	6	7
6	7	9	5	2	8	1	3	4
2	4	8	7	5	6	9	1	3
3	6	1	2	4	9	7	8	5
5	9	7	8	1	3	4	2	6

#121

3	1	4	5	2	9	6	8	7
6	5	9	7	8	1	4	3	2
7	2	8	4	6	3	1	5	9
5	9	7	1	3	8	2	6	4
4	3	2	9	7	6	8	1	5
1	8	6	2	4	5	9	7	3
2	7	5	8	1	4	3	9	6
8	4	3	6	9	7	5	2	1
9	6	1	3	5	2	7	4	8

#122

6	3	9	1	8	2	5	7	4
5	8	1	6	4	7	3	2	9
2	4	7	3	9	5	8	1	6
1	6	8	9	5	4	2	3	7
7	2	5	8	3	6	9	4	1
4	9	3	2	7	1	6	8	5
3	1	4	5	2	9	7	6	8
9	7	2	4	6	8	1	5	3
8	5	6	7	1	3	4	9	2

#123

4	9	2	1	8	3	7	5	6
5	6	8	7	4	9	2	3	1
3	7	1	5	2	6	4	9	8
7	3	4	2	9	8	6	1	5
1	8	5	4	6	7	9	2	3
6	2	9	3	1	5	8	4	7
8	5	6	9	3	2	1	7	4
9	1	7	8	5	4	3	6	2
2	4	3	6	7	1	5	8	9

#124

6	3	9	4	8	5	2	1	7
1	4	8	7	2	3	6	9	5
2	7	5	9	1	6	4	8	3
8	2	6	3	4	7	9	5	1
3	1	4	8	5	9	7	6	2
9	5	7	2	6	1	8	3	4
5	8	3	6	7	4	1	2	9
4	6	1	5	9	2	3	7	8
7	9	2	1	3	8	5	4	6

#125

1	9	6	2	4	7	5	8	3
2	3	7	5	8	6	1	4	9
8	4	5	1	3	9	6	7	2
6	1	4	8	5	2	9	3	7
7	8	9	4	6	3	2	1	5
3	5	2	9	7	1	4	6	8
5	2	8	7	1	4	3	9	6
4	7	3	6	9	5	8	2	1
9	6	1	3	2	8	7	5	4

#126

6	1	3	9	5	4	7	8	2
8	9	7	1	3	2	4	5	6
5	2	4	8	6	7	9	1	3
4	6	1	7	8	5	2	3	9
7	3	5	2	9	6	8	4	1
9	8	2	4	1	3	6	7	5
3	5	8	6	4	9	1	2	7
2	4	9	5	7	1	3	6	8
1	7	6	3	2	8	5	9	4

#127

6	9	5	3	1	2	4	8	7
3	4	1	9	8	7	6	2	5
8	2	7	5	6	4	3	1	9
7	1	8	2	4	9	5	3	6
9	3	2	8	5	6	1	7	4
4	5	6	7	3	1	8	9	2
5	7	4	1	2	3	9	6	8
1	8	9	6	7	5	2	4	3
2	6	3	4	9	8	7	5	1

#128

3	5	4	2	1	8	9	6	7
6	8	7	5	9	3	1	4	2
9	2	1	6	4	7	3	5	8
7	6	2	8	5	1	4	3	9
8	3	9	7	6	4	5	2	1
1	4	5	3	2	9	8	7	6
4	7	8	1	3	2	6	9	5
2	9	6	4	8	5	7	1	3
5	1	3	9	7	6	2	8	4

#129

9	2	6	3	5	7	4	1	8
4	1	5	8	6	2	3	7	9
3	7	8	4	9	1	2	5	6
5	4	7	1	2	6	9	8	3
6	3	1	5	8	9	7	2	4
8	9	2	7	4	3	1	6	5
7	8	9	6	1	4	5	3	2
1	5	4	2	3	8	6	9	7
2	6	3	9	7	5	8	4	1

#130

2	8	1	5	4	9	3	7	6
5	4	7	1	3	6	8	2	9
3	6	9	2	8	7	5	4	1
9	2	6	3	7	8	1	5	4
8	1	3	4	9	5	2	6	7
4	7	5	6	1	2	9	8	3
7	9	4	8	2	1	6	3	5
1	5	2	7	6	3	4	9	8
6	3	8	9	5	4	7	1	2

#131

2	3	5	1	8	7	4	9	6
4	7	6	3	9	5	8	1	2
9	1	8	4	2	6	7	3	5
8	4	1	2	5	9	6	7	3
3	2	9	6	7	4	1	5	8
5	6	7	8	1	3	2	4	9
7	9	2	5	4	8	3	6	1
1	5	3	7	6	2	9	8	4
6	8	4	9	3	1	5	2	7

#132

5	8	4	1	3	9	7	6	2
2	7	9	8	6	5	4	1	3
6	1	3	7	4	2	8	5	9
9	3	7	4	8	1	6	2	5
1	2	6	3	5	7	9	4	8
4	5	8	2	9	6	3	7	1
7	4	5	9	2	8	1	3	6
3	9	2	6	1	4	5	8	7
8	6	1	5	7	3	2	9	4

#133

7	6	9	4	1	5	8	2	3
4	1	2	3	8	7	6	5	9
5	8	3	9	6	2	1	7	4
6	3	5	1	4	8	7	9	2
9	2	4	7	3	6	5	1	8
1	7	8	2	5	9	4	3	6
2	4	7	8	9	1	3	6	5
3	5	1	6	2	4	9	8	7
8	9	6	5	7	3	2	4	1

#134

4	9	3	5	2	1	7	8	6
6	7	1	8	3	9	4	2	5
2	8	5	4	7	6	1	9	3
7	6	9	2	1	8	3	5	4
3	5	8	7	6	4	2	1	9
1	4	2	3	9	5	6	7	8
5	2	6	1	8	3	9	4	7
8	3	7	9	4	2	5	6	1
9	1	4	6	5	7	8	3	2

#135

5	1	6	4	9	3	8	2	7
9	2	7	1	8	6	4	5	3
3	4	8	2	7	5	9	6	1
1	8	5	6	4	9	7	3	2
2	6	3	8	5	7	1	4	9
4	7	9	3	1	2	6	8	5
6	3	1	7	2	4	5	9	8
7	9	2	5	6	8	3	1	4
8	5	4	9	3	1	2	7	6

#136

4	5	1	3	6	2	9	8	7
7	6	9	5	8	4	2	1	3
2	3	8	1	9	7	4	6	5
5	9	4	7	1	3	6	2	8
3	2	6	4	5	8	7	9	1
1	8	7	9	2	6	3	5	4
6	4	5	8	7	9	1	3	2
9	1	3	2	4	5	8	7	6
8	7	2	6	3	1	5	4	9

#137

2	3	6	5	4	9	1	8	7
4	9	7	6	1	8	3	2	5
8	1	5	7	3	2	6	4	9
7	5	2	4	8	1	9	3	6
3	4	1	9	6	7	8	5	2
9	6	8	3	2	5	4	7	1
1	2	3	8	7	6	5	9	4
5	7	4	1	9	3	2	6	8
6	8	9	2	5	4	7	1	3

#138

5	6	8	2	3	4	9	7	1
4	1	2	7	9	6	8	3	5
9	3	7	1	8	5	2	6	4
8	2	5	6	1	7	3	4	9
1	4	9	8	2	3	6	5	7
3	7	6	5	4	9	1	8	2
2	8	3	4	5	1	7	9	6
6	5	1	9	7	8	4	2	3
7	9	4	3	6	2	5	1	8

#139

3	8	6	1	4	2	7	9	5
5	4	2	9	3	7	1	6	8
7	9	1	6	8	5	4	3	2
6	2	8	4	5	1	3	7	9
4	3	5	8	7	9	6	2	1
9	1	7	2	6	3	5	8	4
1	6	4	7	2	8	9	5	3
2	7	3	5	9	4	8	1	6
8	5	9	3	1	6	2	4	7

#140

7	8	6	4	3	5	2	1	9
4	2	1	6	9	8	7	5	3
3	5	9	2	1	7	6	8	4
1	7	4	3	8	9	5	6	2
8	6	3	1	5	2	4	9	7
2	9	5	7	6	4	8	3	1
9	4	8	5	7	1	3	2	6
6	1	7	8	2	3	9	4	5
5	3	2	9	4	6	1	7	8

#141

7	2	3	8	6	4	5	1	9
4	8	9	1	7	5	3	6	2
1	6	5	2	3	9	4	7	8
5	4	1	3	8	7	2	9	6
6	9	7	4	5	2	8	3	1
8	3	2	9	1	6	7	5	4
3	7	4	6	9	8	1	2	5
2	1	6	5	4	3	9	8	7
9	5	8	7	2	1	6	4	3

#142

8	1	4	9	2	7	6	5	3
2	5	7	6	4	3	9	1	8
3	6	9	5	8	1	4	2	7
1	3	8	2	5	6	7	9	4
7	9	2	1	3	4	5	8	6
6	4	5	7	9	8	1	3	2
4	2	1	8	6	5	3	7	9
9	7	3	4	1	2	8	6	5
5	8	6	3	7	9	2	4	1

#143

4	6	9	1	7	3	5	2	8
2	1	3	4	8	5	9	6	7
5	8	7	2	6	9	1	3	4
9	2	8	5	3	1	7	4	6
1	5	4	6	2	7	8	9	3
7	3	6	9	4	8	2	5	1
3	4	5	7	1	2	6	8	9
6	7	2	8	9	4	3	1	5
8	9	1	3	5	6	4	7	2

#144

1	6	9	4	5	8	2	7	3
8	4	2	3	7	9	6	1	5
5	7	3	2	6	1	8	9	4
9	5	4	6	8	3	7	2	1
6	8	7	1	2	4	5	3	9
3	2	1	5	9	7	4	6	8
4	3	6	8	1	2	9	5	7
7	1	5	9	4	6	3	8	2
2	9	8	7	3	5	1	4	6

#145

8	7	1	6	9	2	4	5	3
3	5	9	8	1	4	2	7	6
2	6	4	5	7	3	8	1	9
5	9	2	4	6	7	3	8	1
7	4	3	1	5	8	9	6	2
6	1	8	3	2	9	7	4	5
1	3	7	2	8	6	5	9	4
4	8	5	9	3	1	6	2	7
9	2	6	7	4	5	1	3	8

#146

2	3	9	8	1	7	4	5	6
5	7	4	9	2	6	8	1	3
8	6	1	3	4	5	2	7	9
4	5	6	7	8	1	3	9	2
3	9	8	6	5	2	1	4	7
1	2	7	4	3	9	5	6	8
6	4	2	5	9	8	7	3	1
9	8	3	1	7	4	6	2	5
7	1	5	2	6	3	9	8	4

#147

3	4	2	9	1	5	8	7	6
6	5	7	8	4	2	3	9	1
9	8	1	3	6	7	2	4	5
7	1	9	6	5	8	4	2	3
2	6	8	1	3	4	9	5	7
4	3	5	7	2	9	1	6	8
8	2	3	4	7	6	5	1	9
1	7	4	5	9	3	6	8	2
5	9	6	2	8	1	7	3	4

#148

1	9	4	5	6	3	7	2	8
7	3	2	4	9	8	5	6	1
8	5	6	1	2	7	9	3	4
2	7	1	6	8	5	3	4	9
9	6	3	2	4	1	8	5	7
5	4	8	3	7	9	2	1	6
4	1	7	8	5	2	6	9	3
6	2	9	7	3	4	1	8	5
3	8	5	9	1	6	4	7	2

#149

7	8	5	1	3	2	9	4	6
3	6	4	5	7	9	2	1	8
9	1	2	8	4	6	3	7	5
1	9	3	4	5	7	6	8	2
6	5	7	2	8	3	1	9	4
2	4	8	9	6	1	7	5	3
4	2	9	3	1	5	8	6	7
5	7	1	6	2	8	4	3	9
8	3	6	7	9	4	5	2	1

#150

8	6	9	3	2	7	5	4	1
4	1	2	9	8	5	3	7	6
7	3	5	6	1	4	2	9	8
9	8	7	2	3	6	4	1	5
3	4	6	8	5	1	9	2	7
2	5	1	4	7	9	8	6	3
1	7	4	5	9	8	6	3	2
5	9	3	1	6	2	7	8	4
6	2	8	7	4	3	1	5	9

#151

6	4	1	7	5	2	3	8	9
8	7	3	4	9	1	2	6	5
2	9	5	8	6	3	4	1	7
1	2	4	9	7	5	8	3	6
9	6	8	1	3	4	7	5	2
5	3	7	2	8	6	1	9	4
3	1	9	6	4	7	5	2	8
7	5	6	3	2	8	9	4	1
4	8	2	5	1	9	6	7	3

#152

7	8	4	9	3	2	6	5	1
5	2	6	1	8	7	9	4	3
3	9	1	6	5	4	8	2	7
4	6	3	5	9	8	7	1	2
9	5	8	7	2	1	3	6	4
2	1	7	3	4	6	5	8	9
1	4	5	8	7	3	2	9	6
8	3	2	4	6	9	1	7	5
6	7	9	2	1	5	4	3	8

#153

1	7	4	8	5	2	6	9	3
2	8	3	1	6	9	7	5	4
5	9	6	4	3	7	2	8	1
8	5	9	3	7	6	4	1	2
3	2	1	9	8	4	5	7	6
4	6	7	2	1	5	9	3	8
9	3	5	6	4	8	1	2	7
6	1	2	7	9	3	8	4	5
7	4	8	5	2	1	3	6	9

#154

9	1	3	4	5	8	7	2	6
4	6	2	7	1	3	9	5	8
8	7	5	2	9	6	1	4	3
7	4	9	1	8	5	6	3	2
2	3	8	9	6	4	5	1	7
6	5	1	3	2	7	8	9	4
5	2	7	6	3	1	4	8	9
1	9	6	8	4	2	3	7	5
3	8	4	5	7	9	2	6	1

#155

2	1	4	3	6	9	7	5	8
3	9	5	7	8	2	6	1	4
7	8	6	5	4	1	2	9	3
9	7	1	8	3	4	5	2	6
5	4	2	6	1	7	8	3	9
8	6	3	9	2	5	4	7	1
6	2	8	1	5	3	9	4	7
1	5	7	4	9	6	3	8	2
4	3	9	2	7	8	1	6	5

#156

2	8	7	9	6	4	3	1	5
1	6	3	5	7	2	8	9	4
9	5	4	1	8	3	6	7	2
7	9	5	6	3	1	2	4	8
4	1	8	7	2	5	9	3	6
3	2	6	4	9	8	1	5	7
8	4	2	3	5	9	7	6	1
5	7	9	2	1	6	4	8	3
6	3	1	8	4	7	5	2	9

#157

6	4	2	1	9	7	5	8	3
5	8	1	3	2	4	6	7	9
3	7	9	8	5	6	2	1	4
4	6	5	2	7	1	9	3	8
2	3	8	4	6	9	7	5	1
1	9	7	5	8	3	4	2	6
7	5	3	6	4	8	1	9	2
9	1	6	7	3	2	8	4	5
8	2	4	9	1	5	3	6	7

#158

3	1	8	7	2	4	6	9	5
5	4	2	6	9	3	1	8	7
9	6	7	8	1	5	2	3	4
7	5	6	1	4	8	9	2	3
2	3	1	9	5	7	8	4	6
4	8	9	2	3	6	7	5	1
8	9	5	4	6	1	3	7	2
1	7	4	3	8	2	5	6	9
6	2	3	5	7	9	4	1	8

#159

9	7	6	8	3	1	5	4	2
3	8	2	9	4	5	7	1	6
1	5	4	7	2	6	3	8	9
2	9	1	4	5	7	8	6	3
6	3	7	2	8	9	4	5	1
5	4	8	6	1	3	2	9	7
8	6	9	5	7	2	1	3	4
7	1	5	3	6	4	9	2	8
4	2	3	1	9	8	6	7	5

#160

8	6	4	2	3	7	9	1	5
3	9	7	8	5	1	6	4	2
1	5	2	9	4	6	3	7	8
9	4	8	3	1	2	5	6	7
6	7	3	5	8	9	1	2	4
5	2	1	6	7	4	8	9	3
2	1	5	4	9	3	7	8	6
7	8	6	1	2	5	4	3	9
4	3	9	7	6	8	2	5	1

Printed in Great Britain
by Amazon